°진철

건강 칼럼니스트·심리학자

1형당뇨에 대한 정보가 미미하던 2006년, 네이버에 '작은손의 1형당뇨 카페'를 개설하여 방대한 의학 지식과 실질적인 관리 정보를 공유함으로써 혈당 관리로 힘들어하던 수많은 사람들에게 도움의 손길이 되고 있다. 실제로 전라북도 지역 1형당뇨 첫 번째 케이스로, 1981년 발병 이후 수십 년간 성공적인 혈당 관리를 이어온 그는 걸어 다니는 1형당뇨 백과사전이라 해도 과언이 아니다. 1형당뇨인과 그 가족은 물론 당뇨 관련 의사들 사이에서도 최고 전문가로 인정받는 그는, 오랜 경험을 바탕으로 어디에서도 들을 수 없었던 이상 혈당의 구체적인 원인과 지속적으로 적용 가능한 혈당 관리법을 제시하고 있다.

또한 당뇨라는 병을 지닌 '사람'은 없고, 혈당 수치라는 '숫자'만 있는 국내 현실을 안타까워하며 자기관리 프로그램으로 진행되는 청소년 캠프와 가족의 소중함을 일깨우는 가족 캠프, 주제별 세미나 등 오프라인 모임을 인도하고 있다. 기존 당뇨 교육에서 볼 수 없었던 다양한 활동을 통해 병의 치료와 관리를 넘어 삶의 진정한 행복과 자유로 안내한다. 현재 한국게슈탈트상담심리학회 이사로 활동 중이다. 저서로는 《춤추는 혈당을 잡아라》《당뇨로부터의 자유》가 있다.

작은손의 1형당뇨 카페 http://cafe.naver.com/dmtype1.cafe

인슐린 건강학

• 일러두기

1. 이 책은 2009년 출간된 《인슐린 건강학》의 개정·증보판이다.
2. 《인슐린 건강학》은 〈작은손의 건강 관리 프로젝트〉시리즈로 대사증후군에 입각한 기존 당뇨 관련 전문서와 달리, 통합의학 및 심리학적 관점에서 증상보다 사람을 우선해 전체적인 시각으로 건강 상태를 유지하는 방법을 제시하고 있다.

정상 혈당 뒤에 가려진 진실

인슐린 건강학

진철 지음 | 천희두 · 유형준 감수

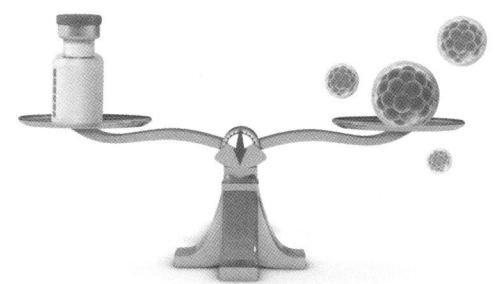

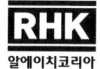
알에이치코리아

감수의 글
전인적 치료를 위한 의사들의 필독서

천희두(대한의사협회 고문)

　의사는 환자를 환자로만 볼 것이 아니라 육각형의 여러 면을 모두 보듯 다양한 면을 볼 수 있어야 한다. 환자는 어딘가 불편한 사람일 뿐만 아니라, 가족 구성원의 한 사람이고, 다른 사람과 마찬가지로 고뇌하는 존재이며, 사회인의 한 사람이고, 경제적인 문제가 있을 수 있으며, 그 밖에 말 못 할 개인적인 문제도 있을 수 있다.
　아무리 의학이 발전해도 의학기술만으로 환자를 돌보는 데에는 한계가 있다. 환자가 가진 이러한 여러 가지 문제를 함께 고민하고 이들의 고민에 귀 기울이는 전인적인 진료가 행해지지 않는다면 최첨단 장비도 학위도 아무런 소용이 없다.

이런 면에서 저자가 운영하고 있는 온라인 커뮤니티는 병원에서 할 수 있는 역할 이상을 하고 있다. 회원들의 건강을 보살필 뿐 아니라 각종 고민을 들어주고 위안과 용기와 격려, 사랑과 행복을 나누고 있다.

많은 병원에서 인슐린을 사용하는 당뇨인에게 '작은손의 1형당뇨 카페'를 소개하고 알리는 의사들이 늘어나고 있다는 점은 매우 환영할 만한 현상이다. '작은손의 1형당뇨 카페'에 가면 당뇨인들의 혈당 조절이 잘 된다는 사실이 의사들 사이에서 회자되고 있는 것도 매우 흐뭇한 소식이다. 그곳에 도대체 어떤 비결이 있길래? 다름 아니라 저자의 체험에서 우러나온 실제적인 관리 방법과 관심과 사랑의 힘이 아니겠는가.

《인슐린 건강학》은 인슐린이라는 호르몬 하나를 중심으로 이와 유기적으로 관련된 여러 호르몬들의 세계, 그리고 이어서 자율신경의 세계로 시야를 넓히고 있다. 호르몬 한 가지를 가지고 그것을 미루어 질병과 건강을 얘기한다는 것은 전체를 아울러 볼 수 있는 눈이 없다면 위험하기도 하거니와 결코 쉬운 일이 아니다. 저자는 동떨어진 하나의 호르몬에 대해 얘기하는 것이 아니라 다른 호르몬들과의 관계, 생명체와의 유기적인 연관 속에서 인슐린을 다루고 있다. 때문에 겉으로 드러난 혈당이라는 한 가지 현상만 보다가는 건강을 놓칠 수 있다는 저자의 주장은 매우 설득력이 있다.

저자가 정상 혈당 속에 감춰진 위험에 대해 경고하고, 인슐린이라는 호르몬과 유기적으로 연관되어 있는 전체적인 건강을 지킬 수 있는 길에 대해 역설하고 있는 점에 우리는 주목해야 한다. 저자는 인슐린 저항성과 대사증후군에 대해 밀도 있게 다루면서 정상 범위의 혈당에 안심하지 말고 인슐린이 많이 필요한 환경을 만들지 않는 것이 중요하다고 역설한다. 많은 환자들이 의사의 경고에도 불구하고 자기 몸을 돌보지 않는 현실을 감안하면 이는 이런 방만한 사람들에 대한 따끔한 충고다. 저자의 주장은 이상혈당이나 기타 질병이 나타나기 전에 질병의 기미를 차단하고 건강할 수 있는 길을 제시하는 예방 의학의 시각인 셈이다.

의사들은 이미 몸에 이상이 나타난 뒤에야 병원을 찾는 환자들을 주로 보지만, 몸에 나타난 이상이 더 악화되지 않도록 환자의 상태에 귀 기울이는 노력이 필요하다. 의료계 후학들과 기성 의사들이 이 책을 보고 측정된 결과나 드러난 현상만 보지 않고 환자가 느끼는 어려움과 환자의 생활에 좀더 관심을 기울인다면, 원인이 제거되지 않은 채 약 처방이 늘어나는 대신 환자의 생활 속에서 원인을 찾고 답을 구할 수 있는 가능성이 높아질 것이다.

감수의 글

건강을 바라는
이들에게 꼭 필요한 한 권

유형준(CM병원 내분비내과 전문의)

　심장병, 뇌졸중, 당뇨병, 고혈압 등의 대사증후군은 우리 몸과 마음을 불편하게 만드는 병이다. 이러한 까닭에 대사증후군 관리는 꾸준함과 함께 관리에 필요한 지식과 경험을 그때그때 구하여 익히면 매우 도움이 된다.
　이러한 점에서 《인슐린 건강학》은 대사증후군으로 고생하는 사람들에게 살아 있는 내용과 메시지를 전하리라 믿는다. 이처럼 확신하는 근거는 어린 시절에 1형당뇨병을 진단받았지만 철저한 자기관리로 건강을 유지하고 있는 저자의 하루하루와 뜻이 고스란히 담겨 있기 때문이다.

현대의학이 많이 발전했고, 예전에는 생각지도 못한 좋은 약들이 개발되어 쓰이고 있지만 당뇨병, 고혈압, 심장병 등을 관리하는 데 결코 소홀히 할 수 없는 것은 환자 스스로의 노력이다. 대사증후군 관리의 주체는 환자 자신이며 가족이기 때문에 병을 속속들이 잘 알고 대처하는 것이 정말 중요하다. 그런 측면에서 이 책은 한층 더 값진 몫을 해내리라 기대한다.

스스로의 담금질을 넘어 동병상련을 바탕으로 이처럼 뜻 있는 책을 발간한 저자의 노고를 격려하며, 모쪼록 이 책이 여러분과 되도록 가까운 거리에서 참한 벗이 되길 바란다.

추천사

의사의 역할을 대신하는 책

조경환(고려대학교 의과대학 가정의학과 교수)

    당뇨병은 관리를 못 하면 우리 몸을 만신창이로 만들 수 있는 무서운 병이다. 특히 1형당뇨는 젊은 나이에 발병하여 평생 동안 혈당과 건강을 관리해야 하는 참으로 힘들고 고달플 수 있는 병이다. 저자 역시 어린 시절에 1형당뇨병을 진단 받았지만, 철저한 자기관리로 건강을 유지하고 있다.
    물론 의학이 많이 발전했지만 당뇨병을 비롯한 대사증후군 치료에서 의사는 보조 역할을 할 뿐이다. 자기 관리가 필요한 대사증후군 치료의 중심은 환자 자신이며 가족이기 때문에 질병을 속속들이 잘 알고 대처하는 것이 정말 중요하다.

그런 측면에서 저자가 하는 일은 참으로 중요하다. 같은 병을 앓는 분들이 서로 간의 이해를 돕고 정보를 교류하는 일은 매우 중요하기 때문이다. 또한 일반인들이 쉽게 이해할 수 있는 용어로 자신의 경험담을 나누고 실제 식사 습관이나 운동의 중요성을 충분히 이해시키는 것은 의사가 하기 어려운 부분이기 때문에 저자와 같은 분들의 역할이 필요하다. 이 책을 많은 대사질환자와 가족들이 읽고 도움을 받기 바란다.

추천사

우리 몸의 변화에 대한
정확한 기술

임환섭(관동의대 명지병원 진단검사의학과 교수)

《인슐린 건강학》에서 저자가 보여주는 우리의 몸과 건강, 질병에 대한 전체를 보는 시각은 병에 대한 의학적인 진단이 절대적 기준이 아님을 극명하게 드러낸다. 검사 수치로는 질병 확인에 한계가 있다는 점에 주목해야 할 것 같다. 이 책에서 저자가 정상 혈당 수치가 더 이상 정상이 아닐 수도 있음을 설명하는 대목은 의미심장하다. 단지 수치만 보았을 때는 정상 혈당인 것 같지만, 만약 정상 혈당이 만들어지는 과정에 문제가 있고 이 상태가 지속된다면 질병의 시작 단계로 접어들었음을 시사한다는 것이다.

안타깝게도 진료 현장에서 당뇨 진단이 이루어질 때는 이미 병이 진행된 상태일 때가 많다. 그리고 사람들은 덜컥 병이 생기기 전까지 건강 상태를 방치하거나 자기 몸의 신호를 간과하곤 한다. 당뇨병 치료에는 인슐린만이 치료 방법으로 여겨지고 있으나, 《인슐린 건강학》에서는 인슐린의 정확한 작용기전과 사용법, 그리고 우리 몸 안에서 일어나는 다양한 혈당 인슐린 관련 호르몬 등의 변화를 기술함으로써 인슐린의 부정확한 사용이나 맹신 등으로 인한 폐해에 대한 우리 몸의 변화가 정확하게 기술되어 있다.

저자는 우리를 둘러싼 환경과 몸 안에서 벌어지는 현상들에 대한 깊이 있는 고찰로 당뇨병을 비롯한 대사질환, 각종 질병이 어떻게 발생하는지 설명하고, 병이 커지기 전에 예방하거나 발병 뒤 최적의 상태로 관리함으로써 삶의 질을 향상하는 데 효과적인 길을 제시하고 있다.

추천사

수많은 메달리스트들을 탄생시킬 소중한 밑거름

김재현(삼성서울병원 내분비대사내과 교수)

　현대 의학이 급격하게 발전하면서 당뇨에 대한 지식 및 치료 방법이 급속하게 개발되고 있지만 아직도 인슐린 분비가 거의 없는 당뇨인들이 저혈당 없이 정상에 가까운 혈당 조절을 하기는 쉬운 일이 아니다. 실제로 매일 외래에서 만나는 1형, 혹은 많은 수의 2형당뇨인들의 혈당 및 당화혈색소 수치가 목표치에 도달하지 못하는 경우가 많은 것 또한 현실이다. 상당수의 분들은 충분히 교육을 받지 못했기 때문에 혈당 조절 방법에 대해 잘 모르는 경우가 많아서 매일 당뇨인들을 만나는 의사로서 큰 책임감을 느낀다.

　게리 홀 주니어는 1형당뇨인으로 세 번의 올림픽에서 열 개의 메달을 딴 미국 수영선수다. 특히 1999년 1형당뇨를 진단 받은 이후에도 2000년, 2004년 올림픽에서 여섯 개의 메달을 추가했다. 그의 홈페이지를 보면 1999년도에 1형당뇨를 진단 받고 주치의가 더 이상의 선수 생활은 힘들다고 얘기했지만, 본인 스스로 당뇨병에 대해 공부하고 하루에 열두 번 이상 혈당을 측정하면서 꾸준한 운동으로 이전의 근육량을 회복한 뒤 다시 두 번의 올림픽 무대에서 금메달 세 개를 포함한 여섯 개의 메달을 추가했다. 2004년 올림픽 이후에는 1형당뇨를 위한 재단을 직접 설립하여 다른 1형당뇨인들을 위해 열심히 활동하고 있다(http://www.garyhalljr.com/).

미국 조슬린당뇨병센터에서는 1형당뇨(인슐린 의존형)와 함께 25년(Victory Medal), 50년(Bronze medal), 75년 이상 건강하게 지내고 있는 분들에게 메달을 수여하고, 이들에 대한 연구 프로그램을 진행하고 있다(http://www.joslin.org/Action_Medalist.asp). 1948년에 처음으로 25년 이상 건강하게 지내서 메달을 받는 분이 생겼고, 1996년도에는 75년 이상 된 분에 대한 메달 수여식이 있었다.

영국당뇨병학회에서도 이와 비슷한 취지로 50년 이상 된 분들에게 금메달을 수여하고 있으며, 이들에 대한 연구가 활발히 진행되고 있다. 초기 연구에서 밝혀진 특징들은 50년 이상 1형당뇨를 가지고 있더라도 절반이 넘는 분들이 만성합병증이 발생하지 않고 있으며, 높은 HDL 콜레스테롤, 낮은 중성지방 수치를 보이고, 비교적 적은 용량의 인슐린으로도 좋은 혈당 수치를 보이고 있었고, 적절한 운동을 꾸준히 하고 있었다.

《인슐린 건강학》은 서구화된 생활 패턴으로 인해 점점 더 늘어나는 현대인의 대표적 성인병의 하나인 대사증후군과 인슐린 저항성에 관한 문제에 대해 의사가 보기에도 놀라울 정도로 아주 상세하게 다루고 있다.

이전에 저자가 출판한《춤추는 혈당을 잡아라》,《당뇨로부터의 자유》에서 추천하고 있는 자가 혈당 측정, 인슐린 용량 조절, 착한 식사 및 꾸준한 운동뿐만 아니라 정상 혈당 뒤에 숨어 있는 각종 심리적인 스트레스를 같이 관리하는 것은 1형당뇨인들이 앞의 사례들처럼 당뇨 발병 뒤 75년 이상을 합병증 없이 건강하게 생활을 유지하는 지름길이라는 것을 보여주고 있다.

이 책을 읽는 당뇨인과 가족 분들이, 세계에서 가장 빠른 수영선수가 되는 데 당뇨는 아무런 장애가 되지 못하며 혈당 측정으로 인해 조금 불편할 뿐이라는 마음을 갖기 바란다. 또한 단순한 질병, 혹은 혈당만 보는 의사가 아니라 환자의 심리적 스트레스와 삶의 전반을 함께 살펴볼 수 있어야만 진정 환자를 위한 의사라는 생각을 다시 하게 된다.

마지막으로, 1형당뇨 연구를 위해 처음 저자와 인연을 맺으면서 바쁜 일상에 지쳐가던 본인에게도 새로이 삶을 되돌아볼 수 있는 기회가 되었다. '작은손의 1형당뇨 카페' 활동에서 보여준 수많은 사례들은 외국의 사례가 아닌 대한민국 1형당뇨인의 실제 데이터로 앞으로 수많은 메달리스트들을 탄생시키는 데 소중한 밑거름이 되리라 확신한다.

이 책이 당뇨인과 가족뿐만 아니라 당뇨인과 항상 만나는 의사들에게도 국내 당뇨인들을 진료하는 데 소중한 길잡이가 되리라 믿어 의심치 않는다.

차례

감수의 글 1 전인적 치료를 위한 의사들의 필독서 5
감수의 글 2 건강을 바라는 이들에게 꼭 필요한 한 권 8
추천사 1 의사의 역할을 대신하는 책 10
추천사 2 우리 몸의 변화에 대한 정확한 기술 12
추천사 3 수많은 메달리스트들을 탄생시킬 소중한 밑거름 14
개정판 서문 인슐린과 마음, 그리고 건강의 회복 20
초판 서문 건강의 열쇠 24

**1장_
혈당 조절 호르몬은
인슐린만이 아니다**

정상인의 혈당, 안심할 수 있을까 32
건강한 몸은 어떻게 정상 혈당을 유지하는가 40
정상 혈당 뒤에 가려진 진실 54

**2장_
인슐린을
제대로
사용하지 못하면**

인슐린 수치 이상으로 생기는 문제 68
인슐린과 스트레스와 질병 75
인슐린이 모자랄 때 어떤 일이 벌어지나 83
인슐린 분비량이나 주사량이 많으면 90

3장_ 인슐린 분비 기능과 작용을 망치는 것들	마음의 병 102 편안함에 중독된 사람들 115 편식, 과식, 잘못된 식습관 122 약이 병을 고쳐주는가 135 인슐린을 적게 사용하는 것이 전부는 아니다 155
4장_ 건강을 위한 인슐린 사용법	인슐린을 효과적으로 사용한다는 것의 의미 164 호르몬, 의지대로 조절할 수 있는가 171 몸과 마음에 이로운 음식과 친해져라 181 운동으로 인슐린 요구량은 줄이고 활력은 높인다 189 인슐린 주사요법의 기본 196

마치며 내 몸, 최고의 자연 206

개정판 서문

인슐린과 마음, 그리고 건강의 회복

2009년 《인슐린 건강학》의 초판을 발행하면서 나는 고혈압, 당뇨병, 동맥경화, 심근경색, 뇌졸중, 암에 이르기까지 대사증후군의 뿌리에 인슐린의 문제가 있음을 밝히면서 서문에 인슐린을 다스리면 건강이 따라온다고 언급한 바 있다.

이번 개정판을 출간하며 여기에 한 가지 더 덧붙이고자 한다. 인슐린 주사를 사용하는 당뇨인이거나 혈당과 상관없는 다른 여러 질환을 가진 이들 모두, 대사증후군에는 인슐린 분비 문제가 관련되어 있다. 주입되는 인슐린이든 체내에서 분비되는 인슐린이든 인슐린이 적절하게 유지되는 환경은 유기체의 건강에 매우 중요하다. 인간이 의식적으로 인슐린 사용 및 분비 문제에 영향을 줄 수 있는 환경을 통제하고 조절하는 것은 필요하면서도 어느 정도의 한계가 있다. 사람이 기계처럼 살 수만은 없기 때문이며, 가장 중요하게는 마음이라는 것이 존재하기 때문이다. 인슐린을 다스리는 데에는 언제나 마음의 문제가 함께 있다.

현대 사회를 살아가는 사람들은 이전 사회보다 인슐린이 많이 필요한 환경에 노출되어 있음에도 눈에 보이는 신체조건에 대한 선호로 인하여 다이어트에 강박적으로 매달리는 경향이 있다. 인터넷과 각종 매체에 넘쳐나는 맛집 정보들과 음식 관련 주제들, 굳이 움직이지 않아도 되는 편리한 문명의 혜택들, 그리고 끝없이 성과를 요구하는 스트레스 환경은 모든 이들에게 더 많은 인슐린을 필요로 한다.

이러한 환경은 많은 코르티솔이 분비될 수밖에 없는 환경이다. 인슐린이 많이 필요한 환경과 코르티솔이 많이 필요한 환경이 일치한다는 것은 매우 의미심장하다. 코르티솔은 면역과 회복을 돕는 호르몬인 동시에 스트레스 관련 호르몬이다. 그러므로 코르티솔의 다량 분비는 면역의 약화, 각종 질병을 부르는 원인이 된다.

토인비(Arnold Joseph Toynbee)의 견해처럼 인류의 역사가 도전과 응전의 역사이듯, 한 개체의 건강은 외부적 스트레스와 이에 대응하는 내적인 방어능력 사이에서 이루어진다. 외적인 스트레스에 대한 물질적 차원의 대응을 이러한 호르몬이 담당하듯 심리적인 차원에서는 자아존중감, 자아효능감, 자신감 등이 심리적 자원으로서 스트레스를 극복하는 힘이 된다. 편의상 물질적인 것과 정신적인 것을 나누어 말하지만, 물질과 정신을 나눌 수 있는 것은 아니다. 한 사람은 몸과 마음이 나뉘어 있는 게 아니라 몸-마음이 연결된 상태로 존재한다. 이를 뒷받침하는 심리학, 뇌과학 실험도 있다. 피험자가 실제 몸으로 겪는 고통에 반응하는 뇌의 활성화 부위와 대화를 통해 나타나는 심리적 고통에 반응하는 뇌의 활성화 부위가 일치하는 연구 결과들이 있다. 이는 물질적인 것과 정신적인 것을 인간이 동일하게 받아들이고 있으며 같은 정도의 고통으로 받아들임을 의미한다. 이처럼 전체로서의 유기체의 표현이, 인지적으로나 정서적, 행동적, 관계적으로, 여러 양상으로 드러날 뿐이다.

즉, 인슐린이 많이 필요한 환경과 코르티솔이 많이 필요한 환경은 스트레스와 밀접한 관계가 있으며, 이는 곧 마음의 차원에서-스트레스를 접하는 개체의 내면- 심리적 차원에서 일어나는 여러 현상들과 관련이 있다고 할 수 있다.

예를 들면, 자존감이 낮고 상처가 치유되지 않은 채 마음에 담고 있다면, 살아가면서 어떤 상황에 직면했을 때 적절한 선택을 하기 어려울 수 있다. 현대 사회에서 볼 수 있는 급식 및 섭식장애, 과식, 폭식, 거식 등은 심리적 허기와 관계가 깊은 경우가 자주 발견된다. 관심과 애정, 인정 등의 결핍과 관계에서의 단절, 자신을 지키기 위한 단단한 갑옷, 가면을 쓰고 살아가는 삶에서 현대인은 고독과 내적인 공허감을 겪는다.

이러한 현상은 한 사람만의 고유한 문제라기보다 많은 사람들이 겪고 있는 문제이며, 갑자기 생겨난 문제가 아니라 부모와 자식의 관계에서 시작해 사람과 사람 사이로 이어지는 문제라고도 할 수 있다.

모든 생명체, 유기체는 최상의 건강 상태로 태어나며 자기조정 능력을 갖추고 있다. 그럼에도 불구하고 양육의 문제, 관계의 문제, 자기 보호의 문제 등으로 인하여 이러한 자연스러운 과정을 스스로 차단함으로써 불안, 우울 등의 문제가 발생한다.

모든 유기체는 서로 연결되어 있어 서로 영향을 주고받는다. 만남에서 진솔함이 사라지고, 단절되는 현상은 마음의 병을 야기하고, 이러한 마음의 병으로 인해 유기체는 최선을 다함에도 불구하고 자신에게 이로운 적절한 선택 대신 자신을 보호하기 위한 명분으로 잘못된 선택을 하기도 한다.

이와 관련한 치유법에 대해서는 방대하여 별도로 다루는 것이 좋겠다. 그러나 적어도 건강과 질병에 있어서 인슐린이라는 호르몬 차원의 요인 말고도 심리적인 관점을 살펴보는 것이 매우 중요하므로 주의를 기울일 필요가 있다. 심리적인 문제에 대해서는 우리가 능동적으로 대처하는 것이 가능하기 때문이다. 그리하여 근원적이고 궁극적인 목적에 다다르면, 우리 본연의 건강, 연결성, 본성의 회복을 두루 완성할 수 있을 것이다.

초판 서문

건강의 열쇠

인슐린 분비 문제, 당신도 예외가 아니다

국내 500만 명으로 추산되는 당뇨 인구. 날로 기하급수적으로 늘어나는 당뇨 인구는 그 숫자만으로도 어마어마하지만, 당뇨병 진단을 받지 않은 사람들의 혈당도 위협받고 있다. 바쁜 생활로 인한 불규칙한 식사, 손쉽게 구할 수 있는 인스턴트 식품, 부족한 운동량, 지속되는 스트레스 등은 당뇨병 발병의 주요 원인이기도 하지만, 이 같은 인슐린 분비 기능 이상은 당뇨병만이 아니라 현대에 급속히 늘어나고 있는 심장병, 고혈압, 뇌졸중 등 각종 대사질환의 원인이 된다.

이런 환경은 정상 혈당에 대한 위협에서 그치지 않고 실제로 많은 대사 이상을 초래하고 있다. 실제로 직장인들을 무작위로 선별해 혈당을 측정해보면 10명 가운데 2~3명은 저혈당, 또는 고혈당 수치가 나타난다. 당뇨병 전 단계나 당뇨병으로 진단 받은 사람 외에도 혈당에 이상이 있는 사람, 아직까지 혈당은 어찌어찌 정상인 것처럼 유지되는데 자연에서 멀어진 불규칙한 생활로 인해 비정상적인 방법으로 혈당이 간신히 유지되는 사람까지 포함하면 당뇨병을 비롯한 대사질환 보유 환자 및 대기자 수는 어마어마한 숫자로 추정된다. 당뇨병으로 진단 받은 사람만 해도 한 집 건너 한 사람씩 있으니 아직 진단이 이루어지지 않은 사람까지 생각한다면 현재 집계되는 당뇨 인구 500만 명은 그저 빙산의 일각에 불과하다.

인슐린 분비 기능의 이상은 당뇨병으로 이어질 뿐만 아니라, 시간이 오래 지속되면 온몸에 걸쳐 합병증이 나타난다. 이상 혈당이 나타날 때 조금만 관리를 하면 아주 쉽게 해결될 일을 대부분의 사람들은 나중에 큰돈과 많은 희생을 들인 후에야 노력을 한다. 당뇨병은 흔히 고혈압, 심장병, 뇌졸중 등의 대사증후군을 불러온다. 이런 심각성에도 불구하고 병으로 진단 받을 때까지 아무런 경각심을 갖지 않으며, 심지어 당뇨병으로 진단 받은 뒤에도 정기적으로 병원에 다니며 치료 받는 당뇨 인구는 전체 당뇨 인구의 10%인 50만 명 정도밖에 되지 않는다.

2007년 대한당뇨병학회 건강보험심사평가원의 〈당뇨병 관리 실태 보고서〉에 따르면, 당뇨병을 가진 사람의 혈당에 대한 치료는 경구혈당강하제 단독 70.0%, 인슐린 단독 4.1%, 병용요법이 10.1%, 식사 및 운동요법 15.8%로 치료하고 있지만, 당화혈색소가 7% 미만으로 치료되고 있는 환자는 40%에 불과하다고 한다. 또 당뇨인의 연간 360일 이상 당뇨병 치료제 투약 유지율은 21.8%에 불과하다. 자가 혈당 측정을 하고 있는 환자는 34.9%, 당뇨 교육을 한 번이라도 받은 환자는 39.4%였고, 한 번도 안 받은 사람이 60.6%로 반수 이상이 당뇨 교육을 받지 않은 것으로 조사됐다. 물론 여기서 자가 혈당 측정에 대한 것은 정말 필요한 횟수만큼 한 것과는 차이가 있다.

조사된 숫자와 통계가 의미하는 것은 '당뇨병 관리 실태가 부실하고 심각하다'는 단순한 사실 그 이상이다. 그 심각성의 이면에는 당뇨병을 포함한 대사질환, 질병과 건강에 대한 무감각, 유기적인 생명 전체를 보지 않고 일부의 증상만 보는 안일함, 당뇨병과 혈당 관리에 대한 이해 부족, 이에 따른 치료 방법 선택의 오류와 건강 관리의 실패 등 총체적인 문제들이 담겨 있다.

이는 당뇨병을 진단 받은 사람들만의 문제가 아니다. 인슐린 분비 기능을 위협하는 환경에는 당뇨병을 진단 받은 사람이나 아직 진단 받지 않은 수많은 사람 모두가 노출되어 있고, 이로부터 자신을 지키지 못한다면 당뇨병을 진단 받은 사람이나 진단 받지 않은 사람이나 결코 다른 처지가 아니다. 단지 누가 먼저냐의 문제일 뿐이다. 반대로, 인슐린 분비 기능을 위협하는 환경으로부터 자신을 지키려는 노력을 기울인다면 이미 당뇨병을 진단 받은 사람일지라도 건강한 사람이다.

인슐린을 다스리면 건강이 따라온다

이 책을 읽다 보면 마치 모든 질병과 건강이 인슐린 문제로 귀결되는 것처럼 보일 수도 있다. 그것은 단지 이 책에서 인슐린과 관련된 증상을 위주로 다루었기 때문이다. 질병의 원인은 다양하다. 우리의 건강을 결코 인슐린 한 가지가 좌지우지한다고 할 수 없다. 그럼에도 불구하고 굳이 건강 유지에 인슐린이 중요하다고 강조하는 이유는 많은 질병의 기저에 인슐린 문제가 있기 때문이다. 그 많은 호르몬 가운데 어찌 인슐린만 문제가 되겠는가. 그러나 인슐린 기능에 이상이 생긴 경우를 놓고 보면, 인슐린이라는 호르몬 한 가지 때문에 전체의 질서가 깨지는 것이 사실이다. 호르몬 균형이 깨지는 데에는 인슐린 문제만 있는 것이 아니라 다양한 원인이 있지만, 인슐린의 부족과 과잉은 분명 호르몬 균형을 깨뜨린다.

심장병, 고혈압, 뇌졸중, 동맥경화 같은 질병과 관련되어 있는 고열량 식품, 기름진 음식, 인스턴트 식품 등의 지나친 섭취, 과식, 운동 부족 등도 결국엔 질병 발생 전이나 발병 초기에 이미 인슐린 분비 기능에 문제를 초래한다. 그 흔한 스트레스가 질병을 일으키는 과정에서도 스트레스로 인해 인슐린 분비량에 변화가 나타나고, 인슐린을 주사로 맞는 사람들에게서는 인슐린 요구량에 변화가 나타난다.

암은 어떨까. 암도 인슐린과 관련이 있다. 현대의학에서 암 발병의 원인으로 여러 가지를 들고 있으나, 면역학 관점에서는 외부적인 요인보다는 내부적인 요인에 더 비중을 두고 있다. 스트레스로 인해 교감신경과 부교감신경, 즉 자율신경의 균형이 무너져 면역 기능이 떨어지거나 극단적인 면역 억제로 인해 암세포가 자란다는 것이다. 이때 암 생장의 비료로 쓰이는 것이 바로 인슐린이다. 이에 대한 자세한 내용은 《당뇨로부터의 자유》 5장 인슐린의 오용과 남용 편에 기술한 바 있다.

질병의 원인은 다양하지만 급격히 늘어나는 많은 질병, 특히 대표적으로 대사증후군은 인슐린저항성증후군이라고 불릴 만큼 인슐린과 직접적인 관련이 있다. 어떤 이들은 한국인이 탄수화물을 많이 섭취해서 당뇨 인구가 늘어나고 있다고 하는데, 세계적인 추세로 보자면 완전히 틀린 말은 아니지만 탄수화물 섭취량의 증가는 당뇨 발병 원인 가운데 일부분에 지나지 않는다. 인슐린 분비 기능의 이상을 초래하는 것은 다량의 탄수화물 섭취 외에도 질 나쁜 지방질의 섭취, 호르몬을 교란시키는 식품첨가물, 스트레스 호르몬의 과다 분비, 항인슐린 호르몬들의 분비 이상, 운동 부족, 감기, 홍역, 볼거리 등 생활 전반에 걸쳐 존재한다.

대사증후군 가운데 이 책에서 주로 다루게 될 당뇨병은 혈당의 이상 증세로 대표되지만, 엄격하게 얘기하면 정상 범위를 벗어난 이상 혈당이 아니라 인슐린 분비 기능의 이상이다. 혈당은 그것을 눈으로 확인하든 확인하지 않든 표면적인 문제에 지나지 않는다. 굳이 혈당 이상이라고 하지 않고 인슐린 분비 기능 이상이라고 말하는 이유는 이 둘은 밀접한 관계가 있으면서도 엄연히 다르기 때문이다. 더구나 혈당을 얘기하면 자칫 혈당에 얽매이기 쉽다.

혈당에 이상이 있다면 당연히 인슐린 분비 기능에 문제가 생긴 것이지만, 인슐린 분비 기능에 문제가 있다고 해서 언제나 혈당이 정상 범위 밖에 있는 것은 아니다. 인슐린 분비 기능이 불안정할 때, 특히 경구 혈당강하제나 인슐린 등으로 당뇨병 관리를 시작하고 나면 혈당이 정상처럼 보일 때도 많다. 비록 일시적이긴 하지만 말이다. 이 때문에 정상 혈당, 또는 이상 혈당이라는 혈당 문제만을 염두에 두면, 건강상에 치명적인 문제를 안고 있으면서도 방심하고 이상의 원인을 놓쳐서 아무런 조치를 하지 않게 된다.

문제는 정상 범위에 들게 된 혈당이 정상적이지 못한 방법으로 만들어졌다면 인슐린 분비 기능과 관련된 다양한 질병이 발병할 소지가 생긴다는 점이다. 그러나 인슐린 분비 기능의 이상 문제로 당뇨병과 기타 질병을 바라본다면 이와 연관된 다른 호르몬들과의 균형도 볼 수 있게 되면서 정상적인 방법으로 정상 범위의 혈당을 유지할 수 있게 된다.

중요한 것은 혈당만이 아니다. 안타까운 사실 한 가지는, 당뇨병이라고 하면 대부분 혈당 한 가지만을 생각한다는 점이다. 이로 인해 벌어지는 상황은 심각하다.

당분을 제한해야 한다고 해서 당연한 듯이 설탕 대신 인공감미료를 먹는다. 하다못해 병원에서조차 인공감미료를 추천한다. 그러나 인공감미료는 직접적으로 혈당을 올리지는 않는 것 같지만 단맛으로 인해 소장에서 함께 섭취한 음식물의 당 흡수를 촉진한다. 그리고 혈당에만 영향을 미치는 게 아니라 암을 비롯한 각종 질병을 일으킬 수도 있다.

어떤 사람은 달지 않다고 식품첨가물이 잔뜩 들어간 과자를 먹는다. 그러나 식품첨가물은 결국 호르몬의 균형을 깨뜨리고 다양한 질병을 일으킨다. 호르몬 균형이 깨지면 결국 인슐린 분비 기능, 또는 인슐린 적정 요구량에 문제를 일으키는 부메랑이 된다.

저혈당이라고 콜라나 사탕, 아이스크림을 먹는 사람도 많다. 심지어 일부 의사는 그것을 권하기도 한다. 선택의 여지가 없다면 모르겠지만, 이런 불량식품들은 이상 혈당이라는 한 가지 문제를 해결하는 대신 더 많은 문제를 야기한다.

간단하게 혈당을 낮추겠다고 약 복용량을 늘리거나 인슐린 용량을 쉽게 늘리고 추가 주사를 한다. 이는 순간적으로 혈당을 조절해주는 듯 보이지만 장기화되면 돌이킬 수 없는 파국을 맞이한다. 일반 환자는 물론 의사들마저도 모르는 것 한 가지가 있다. 과도하게 인슐린 사용을 늘리면 그만큼 혈당 조절이 안 된다는 점이다. 인슐린 용량이 절대적으로 많을 때는 혈당이 내려가는 듯 보이지만, 인슐린 용량이 적정량을 넘어서면 항인슐린 호르몬들의 작용으로 더 많은 인슐린이 필요해지거나 혈당이 높아지는 악순환이 되풀이된다. 이것은 수많은 처방과 실제 사례들로 보았을 때, 경험해보지 않고는 알기 어려운 사실들이다.

당뇨인들이 인슐린 분비 기능의 이상과 정상 범위를 벗어난 혈당으로 인해 당뇨병이 없을 때보다 다른 질병들이 더 잘 생길 수 있다는 점을 감안한다면 우리는 혈당만 신경 써서는 안 된다. 비록 건강을 지키기 위해 많은 것에 신경 써야 하지만, 혈당 대신 인슐린 분비 기능, 또는 적정 인슐린 용량에 대해 귀를 기울이면 우리 몸이 어떻게 균형을 이루고 조화를 이루며 건강을 유지하는지 발견할 수 있을 것이다.

이 책은 일반인과 당뇨인 모두를 위해 쓰였다. 당뇨병 진단을 받지 않은 수많은 사람들은 물론이고 2형당뇨인들이 이미 인슐린 분비 기능에 이상을 겪고 있거나 인슐린 분비 기능에 이상을 초래할 만한 환경에서 살고 있다. 그리고 인슐린을 외부에서 투입하는 1형당뇨인들에게는 인슐린이 과도하게 처방되고 있는 것이 현실이다. 1형당뇨인 스스로 인슐린을 과도하게 사용하는 경우도 매우 많다. 이로 인해 건강이 무너진 삶을 살아야만 하는 사람들이 처한 현실은 암담한 지경이다. 그래서 당뇨병 진단을 받지 않은 일반인의 인슐린 조절과 당뇨인의 인슐린 사용에 대해 다시 한번 깊이 생각하게 되었다.

일반인과 대부분의 2형당뇨인은 체내에서 분비되는 인슐린을 얼마나 효과적으로 활용할 수 있는가, 그리고 인슐린을 사용하는 2형당뇨인과 1형당뇨인은 주사로 투여하는 인슐린을 어떻게 사용하는가에 따라 건강을 선택할 수도 있고 포기할 수도 있다.

혈당 조절의 한 축을 담당하는 호르몬인 인슐린만 잘 다루어도 여러 질병의 위험에서 벗어날 수 있고, 관리 과정에서 건강은 덤으로 얻을 수 있다. 이는 인슐린이 몸에서 분비되고 있거나 외부에서 인슐린을 공급해주거나 마찬가지다. 이제부터 인슐린을 잘 다스릴 수 있는 방법에 대한 실마리를 풀어보자.

1
혈당 조절 호르몬은 인슐린만이 아니다

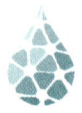

정상인의 혈당,
안심할 수 있을까

인슐린 분비에 이상을 불러오는 환경

요즘 사람을 만날 때 종종 그 사람들의 혈당을 측정해보곤 한다. 우연한 기회에 다른 사람들의 혈당을 측정했다가 이상 혈당이 나타난 경우가 의외로 많았기 때문이다. 이 가운데 어떤 사람은 300mg/dl대 후반의 고혈당을 보여 주위 사람들을 깜짝 놀래키기도 했다. 빨리 병원에 가서 검사와 진료를 받고 관리해야 한다고 강조했지만 현재까지도 아무런 조치 없이 과음과 과로가 계속되는 생활을 하고 있다. 어떤 경우에는 200mg/dl대의 혈당을 발견하고 바로 병원을 알아보고 걸어서 출근하는 등 생활에서부터 변화를 보이는 친구도 있었다. 또 어떤 사람은 손발도 차고 혈당이 너무 낮아 저혈당증이 의심되는 사람도 있었다.

부쩍 피곤함을 호소한다거나, 장기간 무기력한 상태에 있다거나, 지속적으로 스트레스를 받고 있거나, 생리 때가 다가오면 유난히 초콜릿이나 사탕 등을 잔뜩 쌓아놓고 있거나, 또는 몸에 무리가 될 만큼의 과로 상태거나, 비만이면서 운동을 싫어하거나, 음주나 흡연을 지속하는 사람들의 혈당을 측정해보면 일부에서는 저혈당증이 보이고, 상당수에서 정상 범위를 벗어난 고혈당이 나타난다.

많은 사람들이 인슐린 분비 기능에 문제가 나타나도 자각하기 어렵기 때문에 병원에 가서 검사할 생각도 못 하고, 웬만큼 진행될 때까지 모르고 지내는 경우가 많다. 당뇨병 전 단계거나 당뇨병으로 진단 받은 뒤에도 정상 범위보다 조금 높은 정도라면 그리 심각하게 생각하지 않는 사람들도 많다.

문제는 대부분의 사람들이 인슐린이 많이 필요한 환경에 노출되어 있다는 점이다. 불량식품이 천지인 음식 환경이 그 첫 번째 이유다. 한창 뛰어놀아야 할 아이들은 운동은커녕 학교며 학원에 늦은 시간까지 다녀야 한다. 직장인들은 늦은 시간까지 과로하는 것도 모자라 시시때때로 2차, 3차로 이어지는 술자리까지 참석한다.

일요일에는 그래도 쉬어야 하니 늦잠을 잔다. 그리고 낮이나 저녁이 되면 식구들이 우르르 외식을 하러 나선다. 보통 맛집, 고깃집이나 패밀리 레스토랑에 간다. 그런 다음 자가용을 몰고 내형 할인매장에서 일주일 치 장을 보는데 반찬이나 과일, 생필품 외에 쇼핑 카트에 과자를 담고, 콜라나 그밖의 탄산음료도 한 묶음, 라면은 박스째, 소주도 몇 병, 맥주도 몇 병, 안주거리도 좀 사고, 요즘 몸에 좋다고 소문난 와인도 한두 병, 와인을 샀으니 스테이크용 고기는 덤, 재고 처리를 위해 할인을 하는 햄 같은 가공된 고기류와 치즈를 고르고, 또 뭐였더라. 계산대에 이르러서 보면 어떻게 박스로 그렇게들 담을 수 있는지!

휴일에 흔히 볼 수 있는 광경이다. 육체 노동의 대가로 얻을 수 있었던 음식들이 이제는 아무런 육체적 수고를 하지 않아도 약간의 돈만 있으면 얼마든지 쇼핑 카트를 가득 채우고도 남을 만큼 살 수 있게 되었다.

휴일이라고 늦잠을 자면 생체리듬이 깨진다. 당뇨병에 걸리지 않은 사람도 늦잠을 자면 그만큼 공복 시간이 길어지면서 저혈당이 나타난다. 늦잠을 자고 나서 머리가 아픈 이유는 대부분 저혈당 때문이다. 온 몸의 세포가 허기진 상태에서 밥을 먹거나 외식으로 고칼로리 음식을 섭취하면 긴 시간 공복에 노출되지 않고 규칙적인 시간에 식사할 때보다 더 많은 인슐린이 필요하다.

특히 과자, 가공식품, 인스턴트 식품 등 칼로리와 당지수가 높은 음식들이 몸 안에 들어와서 정상 혈당을 유지하려면 상당한 양의 인슐린이 필요하다. 이들 불량식품으로 인슐린 요구량이 많아져 인슐린이 많이 분비되고 나면 금세 혈당이 내려가고 내려가는 혈당을 회복하기 위해 또다시 음식을 섭취해야 한다. 가공식품을 많이 섭취할수록 과량의 인슐린 분비로 혈당이 내려갈 때 실제 배가 고프지 않아도 배고프다는 신호를 보내 자꾸 먹게 되는 악순환이 벌어지는 것이다.

당뇨병 판정을 받지 않은 사람이라고 해도 이제는 더 이상 안심할 수 있는 처지가 아니다. 처음에는 인슐린 분비 능력에 무리가 따르는 생활을 해도 혈당은 정상처럼 보인다. 그러나 속에서는 몸의 각 기관들이 중노동 상태다. 속으로는 과부하가 걸리고 곯고 있는데 겉으로는 멀쩡하게 보인다는 것, 이것이 바로 함정이다.

질병의 시작은 혈당이 정상 범위를 벗어나고 당뇨병 판정을 받고 난 다음부터가 아니다. 턱없이 부족한 운동에 입이 즐거운 음식만 찾아 배불리 먹는 순간, 스트레스가 지속되는데도 관리를 못하는 바로 지금 이 순간부터다.

인슐린 분비 문제의 시작, 인슐린 과다 분비와 저혈당증

건강 검진에서 당뇨병 진단을 받지 않았다. 혈당을 재보면 대부분의 혈당도 정상 범위다. 다만 가끔 낮은 수치의 혈당이 나온다. 그러면 꽤 건강한 거 아니냐고 말하는 사람들이 의외로 많다.

혈당이 65mg/dl가 나왔다면 정상일까? 대부분의 사람들은 혈당이 높지 않으니 일단 당뇨병이 아니라고 안심하고, 정상이라고 생각한다. 그러나 이렇게 낮은 혈당은 안타깝게도 정상 혈당이라고 보기 어렵다. 인슐린 분비 기능이 정상적인 사람들은 혈당이 웬만해서는 90mg/dl 이하로 잘 내려가지 않는다. 밥을 한두 끼 먹지 못해서 아무리 혈당이 내려간다고 해도 80mg/dl대 이상을 유지한다.

혈당이 낮다는 것은 섭취한 음식에 비해 인슐린 분비량, 또는 주사로 맞은 인슐린 용량이 많다는 뜻이다. 일반인에게서 인슐린 분비가 많은 것은 주로 인슐린이 많이 필요한 환경 때문에 빚어지는 현상이다.

그렇다면 언제 인슐린이 많이 필요할까. 섭취한 음식 열량이 과도했을 때, 그리고 섭취한 음식 열량에 비해 활동량이 적을 때다. 우리 몸은 항상 일정한 상태를 유지하려고 한다. 이것은 혈당 수준을 정상 범위로 유지할 때도 똑같이 적용된다. 인스턴트 식품, 가공식품, 정크푸드 등 섭취한 음식 열량이 높고 이를 운동으로 소화하지 못했을 때 혈당을 정상 수준으로 내리기 위해 우리 몸에서 할 수 있는 것은 인슐린을 그만큼 많이 분비해서 체내에 남아도는 당을 처리하는 일이다.

인슐린 분비 기능에 이상이 나타나기 시작하는 초기에는 인슐린 분비량이 늘어나는 환경에서 정상 혈당 범위를 유지하다가 어느 순간 브레이크 기능에 문제가 생기기 시작한다. 이로 인해 인슐린이 과다 분비되어 저혈당에 이를 수 있다. 그러나 인슐린이 과다 분비된다고 해서 처음부터 저혈당이 나타나는 것은 아니다. 어느 정도까지는 혈당이 낮아질 때마다 항인슐린 호르몬이 분비되어 저혈당이 되는 것을 막는다. 인슐린 과다 분비 상태가 지속되고 지방 축적이 늘어나면 이때 인슐린 저항성이 생긴다. 인슐린 저항성은 인슐린 민감성이 떨어진 상태다. 이

상태에서는 정상 범위의 혈당을 유지하기 위한 인슐린의 요구량이 그렇지 않을 때보다 훨씬 많다.

인슐린이 과다 분비되는 것과 비슷하게 인슐린 분비량이 과다하지 않은데도 저혈당이 나타날 수도 있다. 이때도 인슐린이 일정하게 분비되는 기능에 문제가 있기는 하지만, 인슐린이 과다 분비되는 환경과는 반대로 잘못된 방법으로 다이어트를 무리하게 하거나 심리적인 문제로 음식 섭취를 정상적으로 하지 못하는 등 음식 섭취량이 비정상적으로 부족할 때 나타나는 현상이다. 또 장기간 스트레스 상태에서 지냈을 때 항인슐린 호르몬의 일종인 코르티솔과 아드레날린 같은 스트레스 호르몬들이 지속적으로 분비되다가 분비 기능에 이상이 나타나 분비량이 줄어들거나 갑상선 기능이 저하되어 있을 때도 저혈당이 지속적으로 나타날 여건이 만들어진다.

음식을 장기간 제대로 섭취하지 못하면 온몸의 세포에 기근 현상이 벌어진다. 음식을 달라고 아우성치는 것이다. 그러나 섭취한 음식이 없거나 턱없이 모자라면 우리 몸에서는 일차적으로 뇌와 신경을 보호하고 활동에 필요한 에너지를 세포에 공급하기 위해 지방을 분해하고 항인슐린 호르몬 분비량을 늘린다. 지방이 분해되면 유리지방산 농도가 증가하고, 증가된 유리지방산은 간에서의 포도당 생산을 늘린다. 코르티솔, 아드레날린, 갑상선 호르몬 등의 항인슐린 호르몬들이 분비되면 간에서 만들어진 당을 꺼내어 에너지로 사용하려고 한다. 이렇게 해서 혈당이 다시 올라가면 분비되지 않았어도 될 인슐린이 억지로 분비되는 꼴이 된다.

인슐린 분비 문제와 호르몬의 균형이라는 시각에서 볼 때, 인슐린 과다 분비가 모두 당뇨병으로 연결되는 것은 아니지만, 생활의 불균형에서 오는 인슐린 과다 분비, 또는 저혈당증은 오십보백보로 정도의 차이만 있을 뿐 일반 당뇨병과 별반 다르지 않다. 단 발병 원인 면에서만

1형당뇨와 다르다.

　인슐린 과다 분비와 저혈당증은 당뇨병과 기전이 비슷하기 때문에 당뇨병 관리와 똑같이 혈당 관리를 해야 한다. 당뇨병과 정도의 차이만 있으므로 관리하지 않고 방치해두면 당뇨병으로 진행될 수도 있다. 매일같이 수시로 혈당을 측정해야 하고, 인슐린 분비 능력에 무리가 되지 않도록 하루 동안 섭취해야 할 일정한 열량의 음식을 여러 번 나누어 먹고, 저혈당이 되지 않도록 단백질 섭취 비율을 약간 늘려야 한다. 또한 밤부터 아침까지 자는 동안의 공복 시간에 인슐린 분비 기능에 아무런 문제가 없는 사람에 비해 저혈당이 잘 나타날 수 있으므로 자기 전 약간의 탄수화물과 양질의 지방, 단백질 위주의 간식을 조금 먹음으로써 혈당을 유지할 수 있어야 한다. 식후에 혈당이 올라가면 인슐린 분비 기능에 무리가 될 수 있으므로 식후 산책으로 혈당을 조절해야 한다.

인슐린 분비 능력이 한계에 이르면

　인슐린 분비 능력의 한계는 당뇨병 시작 때부터가 아니라 이미 인슐린이 필요 이상 과다 분비되거나 필요 이하로 적게 분비되는 등 혈당을 정상 범위로 꾸준히 유지하지 못하는 순간부터 시작된다. 계속 관리하지 않으면 인슐린 분비 능력은 점차 떨어지고 혈당의 이상 현상으로 대표되는 당뇨병과 함께 심장병, 고혈압, 동맥경화성 심혈관질환, 고지혈증, 혈전증, 뇌졸중 등의 대사증후군이 서서히 고개를 들기 시작한다. 이들 대사증후군은 어느 한 가지 증상부터 나타나기도 하고 여러 증상이 동반되기도 하는데, 병명만 다를 뿐 모두 인슐린이 제 기능을 하지 못하기 때문에 나타나는 현상이다.

　인슐린 분비 과다와 저혈당증의 단계가 당뇨병 전 단계로 바로 이어지는지는 인슐린 과다 분비 문제의 원인이 여러 가지 있을 수 있으므로 일반적인 현상이라고 말하기는 어렵다. 그러나 생활의 불균형으로 인슐린 과다 분비 문제를 겪는 사람들 가운데 많은 경우가 내당능장애와 공복혈당장애 단계에 이른다.

그러나 내당능장애와 공복혈당장애 단계에 이른다고 해서 저혈당이 안 나타나는 것은 아니다. 내당능장애와 공복혈당장애 상태에서는 정상 범위를 넘는 고혈당이 나타나는 것과 함께 불규칙적으로 저혈당이 나타난다. 인슐린 분비 기능이 심하게 감소되거나 상실되기 전까지 불완전한 단계에서 인슐린이 일정하게 분비되지 않고 때로는 적게, 때로는 필요 이상 많이 분비되기도 하는 것이다.

따라서 혈당은 일정하지 않고 오르거나 내리는 변화의 와중에 있으며 측정되는 혈당이 때로는 고혈당, 때로는 정상, 때로는 저혈당으로 나타난다. 그러므로 측정한 시점의 혈당이 정상 범위거나 낮다고 해서 결코 안심할 수 있는 일이 아니다.

앞서 언급한 인슐린의 과다 분비 상태가 지속되면 지방 축적과 함께 인슐린 저항성이 나타날 수 있다. 이 과정이 되풀이될수록 췌장 베타세포에서의 인슐린 분비 능력에 한계가 나타나고, 이와 함께 항인슐린 호르몬 분비 기능에도 한계가 찾아오기 시작한다. 이때부터 인슐린과 항인슐린 호르몬들 사이의 정밀한 균형 능력이 상실되어 불안정한 혈당 상태를 겪게 되는 것이다.

이와 함께 또 한 가지 주목해야 할 것은 서구화되는 음식 문화와 함께 인슐린 저항성이 나타나는 사람들도 늘고 있지만, 한국인은 서양인에 비해 인슐린 생산 능력이 떨어져 인슐린이 부족한 유형의 당뇨 인구도 상당하다는 점이다. 최근 의학계의 당뇨 관리 추세는 이런 사람들에게 조기에 인슐린을 투여함으로써 되도록 빨리 정상 혈당을 찾도록 하는 것이다. 그런데 주사 바늘에 대한 공포와 인슐린 주사에 대한 오해로 인슐린 주사 치료를 기피하는 사람이 열에 아홉이라고 하니 당뇨병이 발병한 사람들의 혈당 관리와 인슐린 치료에 대한 인식의 전환이 시급한 실정이다.

심각한 것은 많은 사람들이 내당능장애와 공복혈당장애를 겪고 있으면서도 그 사실을 모른다는 점이다. 안타깝게도 내당능장애와 공복혈당장애가 당뇨병과 별반 다르지 않은데, 그 사실을 모르고 아직까지는 괜찮다고 여기고 몸을 돌보지 않는다. 물론 더 심각한 경우는 이미 당뇨병이 발병한 지 한참 지났는데도 모르는 사람이 많다는 것이고, 이보다 더 끔찍한 것은 알고도 관리하지 않는 사람 또한 많다는 점이다. 일부 의사들이 당뇨병으로 진단 받은 사람에게 합병증을 경고하고 최악의 상황까지 얘기하는 것은 바람직하지는 않지만, 자신의 병에 무감각하고 무지하여 몸을 방치하는 사람들에게 경각심을 일깨워주기 위한 것일지도 모른다는 생각마저 든다.

소 잃고 외양간을 고칠지, 미리 작은 수고를 들여 외양간을 고칠지는 어디까지나 본인 선택에 달려 있다.

건강한 몸은 어떻게
정상 혈당을 유지하는가

섭취 열량에 대응하는 인슐린 분비

일반인의 몸에서 인슐린은 음식의 종류와 양에 따라 그 양이 늘어나거나 줄어드는 등 적절하게 조절되면서 분비된다. 음식을 섭취하면 부교감신경의 작용이 활발해지면서 위에서 소화액이 분비되고 췌장에서 인슐린 분비량이 늘어난다. 분비된 인슐린의 도움으로 포도당의 형태로 바뀐 음식은 활동에 필요한 에너지로 쓰이고 나머지는 저장된다.

인슐린은 기본적으로 활동할 때나 잠을 잘 때나 하루 종일 조금씩 분비되는데, 이를 '기저 인슐린'이라고 부른다. 공복이라도 활동에 필요한 에너지를 얻기 위해 체내 저장된 당을 이용할 때 올라가는 혈당을 낮추려고 인슐린이 분비되고, 수면 중 뇌의 활동에 필요한 에너지로 당이 필요할 때도 올라가는 혈당을 낮추기 위해 인슐린이 분비된다.

인슐린은 하루 종일 조금씩 분비되다가 음식이 몸 안에 들어오면 음식에 대응하여 좀 더 많이 분비된다. 우리가 먹는 음식의 종류가 매일

매끼니 달라지듯이 인슐린 역시 정해진 양이 분비되는 것이 아니라 섭취한 음식만큼 때로는 많이, 때로는 적게 조절되면서 분비된다. 마찬가지로 인슐린 분비 능력이 없어 인슐린 주사가 필요한 사람도 섭취하는 음식에 따라 인슐린 주사 용량이 달라져야 한다.

이것은 매우 중요한 내용이다. 당연하고 쉬운 얘기를 매우 중요하다고 하면서 굳이 강조하는 이유는 이 간단한 원리를 생각하지 못하면, 2형당뇨인이든 1형당뇨인이든 음식을 자기 상황에 맞게 먹을 수도 없고, 인슐린 주사를 처방하는 의사나 인슐린 주사를 사용하는 사람도 자신에게 적정한 인슐린 주사 용량과 방법을 선택할 수 없기 때문이다.

그런데 이 간단한 기초 원리를 무시하는 경우를 숱하게 본다. 자신의 인슐린 분비 능력을 고려하지 않고 음식에 주의를 기울이지 않거나, 바쁘다는 핑계로 운동을 하지 않고, 인슐린 주사가 반드시 필요해서 의사가 인슐린 치료를 권하는데도 기피하기도 하고, 고정된 비율의 혼합형 인슐린 주사를 매일 똑같은 양으로 맞거나, 기저 인슐린 주사를 밤에 쓰기도 한다.

체내 인슐린이든 외부로부터 투여되는 인슐린 주사든, 인슐린과 음식의 관계에서 인슐린이 얼마나 필요한지는 섭취 음식의 칼로리, 가공식품이냐 자연식품이냐의 차이, 탄수화물·단백질·지방의 비율, 당지수에 따라 달라진다.

칼로리가 낮은 것보다 높은 것이, 당지수가 낮은 것보다 높은 것이, 자연식품보다 가공식품이 인슐린 요구량이 많다.

칼로리에 관여하는 것은 주로 음식의 양이지만, 탄수화물·단백질·지방의 비율, 당지수, 가공 정도 등에 따라 칼로리가 달라지기 때문에 튀긴 닭다리 한 조각처럼 양이 적더라도 칼로리가 높을 수 있다. 튀김 한 조각을 우리 몸에서 에너지로 전환하기 위해 필요한 인슐린 요구량은 한 끼 식사 전체에 필요한 인슐린 요구량과 맞먹는다.

칼로리가 양적인 개념인 데 비해 질적인 개념의 당지수도 인슐린 요구량과 관계가 깊다. 당지수는 혈당을 얼마나 빨리 올리는가 하는 속도와 관련된 개념이다. 탄수화물, 단백질, 지방이 다 섞여 있는 음식은 칼로리는 높을 수 있지만 당지수는 낮다. 이때 당지수가 낮다고 해서 혈당을 빨리 안 올리는 것만은 아니다. 당지수가 낮으면 대체로 당지수가 높은 것보다 혈당을 느린 속도로 올리지만, 당지수 낮은 식품 안에 탄수화물의 양이 많고, 트랜스지방이나 식품첨가물이 많을 때는 혈당을 올리는 속도 면에서도 결코 안심할 수 없다. 그만큼 인슐린이 많이 필요하다는 뜻이기도 하다.

아직 당뇨병 진단을 받지 않은 일반인들은 당장 아무 문제가 안 드러나기 때문에 아무 생각 없이 고칼로리에 식품첨가물로 버무려지고 산화된 지방이 듬뿍 들어 있는 불량식품을 먹지만, 이때 췌장에서 상당한 인슐린을 내보내느라 중노동이 일어나는 건 마찬가지다.

그렇다면 일반인의 경우, 음식을 먹을 때 음식에 따라서 어느 정도의 인슐린이 필요할까. 몸에서 인슐린이 분비되지 않아 인슐린을 주사로 맞아야 하는 1형당뇨인의 경우를 예로 들어보자. 1형당뇨인들이 불량식품을 먹으면 평소 자연식을 먹으며 투여하던 인슐린 주사량에서 적게는 두 배, 많게는 다섯 배 이상의 인슐린을 투여해야만 정상 혈당을 만들 수 있을까 말까다. 양에 따라서는 그 이상의 인슐린이 필요하기도 하다. 이것은 아직 당뇨 판정을 받지 않은 사람과 평소 불규칙한 생활로 인슐린 분비가 많이 일어나거나 체지방량이 많은 인슐린 저항성이 있는 당뇨인, 인슐린 분비 능력이 부족한 당뇨인 모두 마찬가지여서 당뇨 아닌 사람들의 췌장이 그 많은 인슐린을 분비하느라고 얼마나 혹사당하는지 1형당뇨인의 인슐린 사용량을 통해 눈으로 확인할 수 있다.

이러한 중노동으로 인해 췌장의 인슐린 분비 기능이 혹사당하면 사람에 따라 차이는 있겠지만, 견디는 데도 분명히 한계가 찾아온다. 굳이 '아직 당뇨 판정을 받지 않은 사람'이라고 표현한 것은 인슐린이 많이 분비되어야 하는 환경에서 벗어나지 않고 그 생활을 지속하는 한 인슐린 분비 기능에 문제가 나타나거나, 당뇨병 판정을 받거나, 고혈압·심장병·동맥경화·뇌졸중 등이 나타나는 일은 시간 문제이기 때문이다.

소모 열량에 따라 변하는 인슐린 요구량

혈당을 내린다는 것은 혈액 속에 존재하는 포도당 양을 줄인다는 뜻이다. 그렇다면 어떻게 혈액 내 포도당 양을 줄일 수 있을까. 섭취 음식에 대응하는 인슐린이 하나의 방법이고, 운동을 통해 근육에서 포도당을 소비하거나 소변으로 당의 배출을 돕는 약을 복용할 수 있다.

혈액 속의 포도당을 줄여주는 호르몬이 바로 인슐린이다. 우리가 말을 하고 걷고 달리는 등의 모든 행위를 하는 데는 에너지가 필요하다. 이 에너지 공급원이 바로 포도당이다. 포도당은 우리가 섭취한 음식이 에너지로 바뀌기 바로 전의 형태다. 이 포도당을 우리 몸의 각 세포가 받아들여야 비로소 에너지로 쓰일 수 있는 것이다. 인슐린은 혈액에 있는 포도당을 세포 속으로 끌고 들어가 에너지로 쓰이도록 돕는다. 인슐린이 혈액 내 포도당을 세포 속으로 끌고 들어감으로써 혈액 속에는 포도당의 농도가 낮아진다.

적절하게 먹고 적절하게 인슐린이 분비되거나, 분비되지 않더라도 인슐린 주사량이 적절하면 포도당이 에너지로 쓰이는 데는 별 문제가 없다. 그러나 가공식품이나 고칼로리 위주의 식사를 하면 인슐린이 그만큼 많이 필요하다. 인슐린이 많아지면 세포 속으로 인슐린과 포도당을 받아들이는 인슐린 수용체에 한계가 생겨 혈액 내 포도당을 다 받아

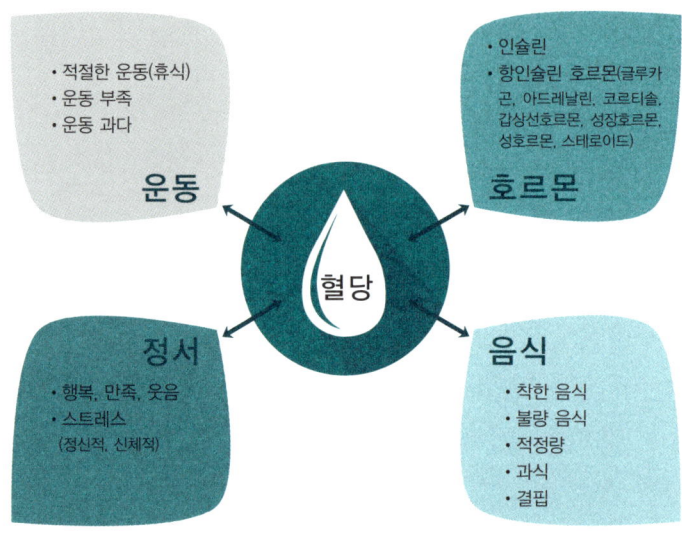

혈당에 영향을 주는 요인들

들이지 못하여 혈액 내 포도당 농도가 높아진다. 인슐린이 아주 많아지면 인슐린을 받아들이는 수용체의 수는 오히려 감소하여 인슐린이 남아돌아도 혈액 내 당을 세포 속으로 받아들이지 못하고 고혈당 상태가 된다. 이것이 인슐린 저항성이라고 부르는 현상이다.

혈액 내 포도당 농도를 조절하는 데에는 음식과 인슐린의 관계만 있는 것은 아니다. 인슐린과 비슷한 역할을 할 수 있는 것이 바로 운동이다. 운동을 하면 근육에서 포도당이 쓰이면서 당이 소비된다. 근육에서 당을 소비하는 만큼 인슐린 요구량이 줄어드는 것이다. 따라서 운동을 하면 인슐린을 적게 쓰고도 혈당을 조절할 수 있다.

그러나 인슐린 분비량이 모자라서 인슐린 분비 기능에 한계가 찾아온 2형당뇨인의 경우, 섭취한 음식물에 대응할 만한 인슐린을 분비하지 못하는 상태라면 운동으로 당을 소비하는 데에도 한계가 있어 대부분 인슐린 주사요법이 필요하다. 인슐린 분비 기능이 상실된 1형당뇨인의 경우에는 아예 분비되는 인슐린이 없기 때문에 반드시 인슐린 주사가 필요하다.

운동은 어떤 유형의 당뇨인이라도 모두 필요하다. 특히 2형당뇨인 가운데 인슐린 저항성을 갖고 있는 경우에는 인슐린 분비량이 적은 유형의 당뇨인보다 훨씬 더 운동에 집중해야 한다. 인슐린 저항성은 인슐린이 오히려 너무 많아 인슐린 수용체 수가 줄어들어서 인슐린이 당을 세포 속으로 끌고 들어가는 역할을 하지 못해 혈액 내 포도당 농도가 높은 상태다. 인슐린이 지속적으로 많이 분비되는 동안 그만큼 당을 지방세포에 많이 축적했기 때문에 체지방도 많다. 체지방이 늘어나면 늘어날수록 지방세포에서 인슐린을 받아들이는 인슐린 수용체의 수가 감소하여 인슐린과 당을 더 이상 받아들이지 못해 인슐린 저항성이 커진다. 그러므로 인슐린 저항성이 있을 때는 운동으로 당을 소비하면서 체지방을 줄여가야 한다. 인슐린이 많아서 문제가 된 경우이므로 인슐린 주사를 지속적으로 투여하거나 용량을 늘리는 것은 사태를 더욱 악화시킬 수 있다. 이렇게 인슐린은 충분한데 인슐린 저항성이 있는 사람이 더 많은 인슐린을 투여하면 살이 더 많이 찌고, 이에 따라 콜레스테롤, 중성지방 수치가 높아지고, 혈관 상태가 악화되어 심장병, 동맥경화, 뇌경색 등의 합병증이 빨리 나타날 수 있다.

운동에 부담을 가질 필요는 없다. 스포츠로 불리는 것만 운동이 아니다. 걷고 청소하는 등의 모든 활동이 운동이다.

혈당을 내리는 호르몬과
혈당을 올리는 호르몬들의 균형

당뇨병과 혈당 관리에 대한 얘기가 나오면 사람들은 가장 먼저 인슐린이라는 호르몬을 떠올린다. 당뇨병은 인슐린 분비 기능에 이상이 생긴 병이기 때문에 혈당을 조절하기 위해서는 음식을 줄이고, 운동을 하고, 인슐린 분비를 돕도록 약을 먹거나, 당뇨병이 심한 사람들은 인슐린 주사를 맞아야 한다는 것이 일반적인 생각이다.

당뇨병과 혈당 관리, 그리고 인슐린이라는 호르몬은 떼려야 뗄 수 없는 관계다. 그러나 인슐린이라는 호르몬 이름이 절대적으로 사고를 지배하고 있는 탓에 인슐린 분비 문제를 겪는 당사자뿐만 아니라 의료계에서조차 혈당을 조절하는 수많은 호르몬들의 영향을 간과하고 있는 것이 현장 진료와 당뇨 관리의 현실이다.

우리의 혈당을 조절하는 호르몬은 인슐린만이 아니다. 혈당에 영향을 주는 호르몬들에 대해서는 《당뇨로부터의 자유》 2장 안에 '췌장만의 문제가 아니다' 편에서 자세하게 소개한 바 있다. 인슐린은 혈당을 낮추는 유일한 호르몬이지만, 혈당이 정상 이하로 낮은 것은 신체 건강을 위협하는 비상 사태이기 때문에 저혈당이 되기 전에 혈당을 올리는 호르몬들이 작용해 인슐린과의 균형을 통해 혈당을 정상 수준으로 유지한다. 이것은 우리 몸을 일정한 상태로 유지하려는 항상성의 하나로 정상적인 혈당 유지뿐 아니라 건강 전체를 놓고 볼 때 매우 중요한 개념이다.

인슐린은 유일하게 혈당을 낮추는 혈당 조절 호르몬이지만, 인슐린 혼자서 혈당을 조절하는 것은 아니다. 다른 여러 호르몬과의 균형 속에서만 혈당을 조절할 수 있다. 일반적으로 인슐린은 음식 섭취량과 활동량에 따라 그에 대응해 분비량이 많아지든지 줄어듦으로써 적절하게 대응하지만, 간혹 과식을 했을 때 인슐린이 과다 분비되거나 식사를 하지 못해 혈당이 낮아지는 일도 생긴다. 이때 췌장의 알파세포에서는 글루카곤을 분비해 간에 저장되어 있던 글리코겐을 분해하여 포도당을 혈액으로 내보내 혈당을 올린다.

인슐린 분비에 이상이 생겼을 때 항인슐린 호르몬이 작용하여 혈당

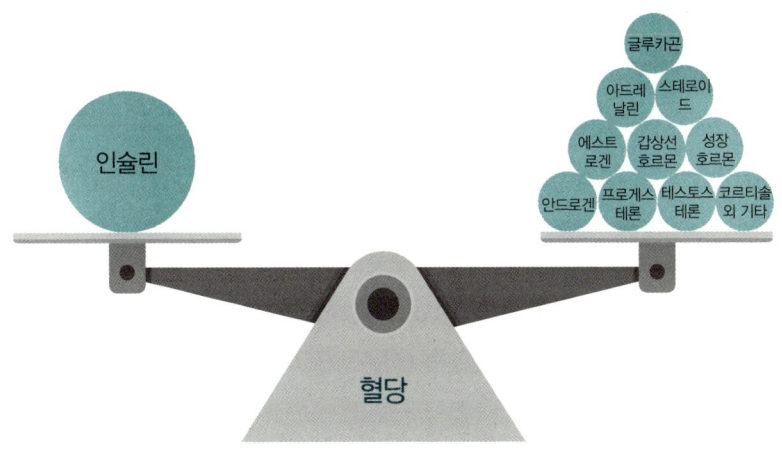

혈당을 내리는 호르몬과 혈당을 올리는 호르몬들의 균형

을 조절하는 것과 마찬가지로 항인슐린 호르몬 분비에 이상이 생겼을 때도 인슐린 분비량이 조절되어 정상 범위의 혈당을 유지한다. 예를 들어, 성장호르몬이나 아드레날린 등의 항인슐린 호르몬의 분비량이 늘어나면 올라가는 혈당을 정상 범위로 낮추기 위해 인슐린 분비량은 늘어난다.

인슐린 양이 많아지면 혈당이 내려가고, 항인슐린 호르몬 양이 많아지면 혈당이 올라간다. 인슐린 양이 적어지면 혈당이 올라가고 항인슐린 호르몬 양이 적어지면 혈당이 내려간다. 인슐린 양이 많아지면 일차로 혈당이 내려간다. 이어서 이차로 혈당이 정상 범위 이하로 내려가려고 하면 인슐린 분비가 줄어들고 항인슐린 호르몬의 분비가 늘어나 간에 저장된 글리코겐을 꺼내어 혈당을 정상 범위까지 올린다. 이때 인슐린 분비 능력이 없어 인슐린을 외부에서 공급하는 사람들의 경우에는 항인슐린 호르몬이 분비되면 주사로 맞은 인슐린의 약효가 감소한다.

인슐린과 항인슐린 호르몬들의 균형은 마치 외줄타기를 할 때 좌우

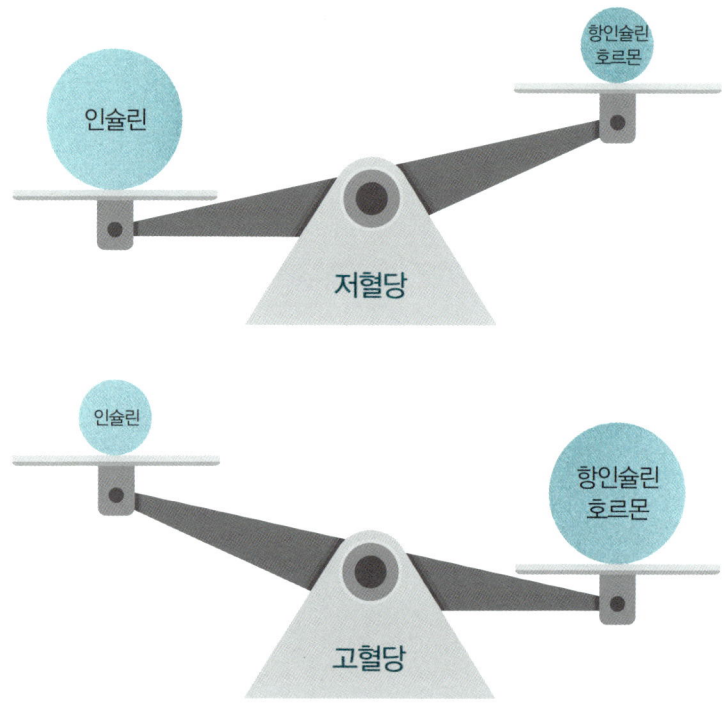

혈당 차원의 호르몬 불균형과 반동 현상

로 조금씩 움직이면서 균형을 잡는 것과 같다. 인슐린과 다른 호르몬들과의 균형에 영향을 미치는 것이 바로 심리 상태, 운동, 음식 등이다. 이것들이 모두 균형과 조화를 이룰 때 혈당이 안정되고 다른 질병을 예방하는 일도 가능해진다.

반동 현상, 교감신경과 부교감신경의 길항 작용

호르몬들의 균형에 대해서 다소 반복되는 내용이 있기는 하지만, 실제적인 혈당 관리에 있어 매우 중요한 개념이므로 반동 현상을 통해 호르몬들 사이의 균형을 좀 더 깊이 들여다보자.

저혈당이 나타난 뒤, 혈당을 올리는 항인슐린 호르몬 분비량이 늘어나 혈당을 올리는 것을 저혈당 반동 현상이라고 한다. 인슐린 주사를 맞는 사람이 혈당이 높을 때 할 수 있는 가장 쉬운 방법이 인슐린 주사를 맞는 일이다. 인슐린 용량이 적량이면 좋은데, 자칫 인슐린 용량이 많으면 저혈당이 되거나 저혈당에 뒤이어 고혈당이 나타나기 쉽다.

마찬가지로 인슐린 주사를 맞지는 않지만, 인슐린 분비 기능이 불안정한 당뇨병 전 단계에 있는 사람이나 2형당뇨 초기에 있는 사람들이 갑자기 과식을 해 혈당이 올라가면 인슐린 분비량이 늘어나 혈당을 낮추는데 분비량이 적정 수준보다 과해 저혈당이 되거나 뒤이어 고혈당이 나타나기 쉽다.

이처럼 반동 현상은 저혈당일 때만 나타나는 현상이 아니다. 혈당이 높을 때도 반동 현상이 나타난다. 이들에게서도 1형당뇨인과 저혈당의 정도 차이만 있을 뿐, 저혈당 반동 현상이 나타난다.

인슐린 주사를 투여하는 1형당뇨인들에게서 흔히 나타나는 저혈당 반동 현상에 대해 말할 때, 어떤 사람은 '반등'이라고 말하기도 하는데 '반등'이 아니라 '반동'이 정확한 표현이다. 사실 혈당에 대해 말할 때 숫자로 표현되는 혈당을 보고 혈당이 높거나 올라갔다, 혈당이 낮거나 내려갔다고 표현하지만 엄밀하게 이것은 높이를 나타내는 '위치'의 개념이 아니다. 혈액 속에 포도당이 얼마나 들어 있느냐 하는 양적인 개념이다. 혈당 수치는 그것을 숫자로 표현한 것일 뿐이다. 그리고 반동 현상은 저혈당이 나타난 뒤 혈당이 오르는 현상뿐 아니라 고혈당이 나타난 뒤 혈당이 내려가는 현상까지를 포함한다.

반동 현상은 단지 A라는 현상과 상대적으로 나타나는 B라는 현상 사이에서 벌어지는 작용이다. A현상이 두드러지면 균형을 이루기 위해 B

현상이 증가하고, B 현상이 두드러지면 다시 A 현상이 증가하는 시소 같은 현상이다. 굳이 이 개념을 설명하는 이유는, 이 개념을 명확하게 이해하고 있으면 혈당이 인슐린이라는 호르몬에 의해서만이 아니라 호르몬 사이의 균형에 의해 조절된다는 점을 더 잘 이해할 수 있기 때문이다.

일반적으로 인슐린 분비 기능에 이상이 생기고 나면 저혈당이 되고 나서 저혈당 반동 현상에 의해 혈당이 올라갈 뿐만 아니라, 반대로 혈당이 높을 때 인슐린 분비 촉진이 일어나 혈당이 내려간다. 다만 인슐린 분비 기능이 상실된 1형당뇨인은 저혈당 반동 현상만 나타날 뿐, 몸에서 분비되는 인슐린이 없고 주사로 맞는 인슐린 양이 일정하므로 고혈당이 됐다고 해서 인슐린이 분비되거나 주사로 맞은 일정량의 인슐린이 더 약효를 발휘해 혈당이 내려가는 일은 일어나지 않는다. 1형당뇨인의 혈당이 내려간다면 외부에서 주입하는 인슐린 용량이 상대적으로 많을 때뿐이다.

이전 책 《춤추는 혈당을 잡아라》와 《당뇨로부터의 자유》에서 혈당 조절에 대해 방심하면 언제라도 이상 혈당이 나타날 수 있다는 면에서 외줄타기와 같은 중심잡기라는 표현을 했는데, 실제로 호르몬 사이의 균형을 이루는 현상을 보면 외줄 위에서 중심을 잡는 것과 똑같다. 외줄 위에서 중심을 잡으려면 한가운데에 움직이지 않고 서 있어서는 중심을 잡을 수 없다. 왼쪽 오른쪽으로 끊임없이 움직이며 균형을 잡으려는 중심에 있어야 한다. 마찬가지로 정상 혈당을 유지하기 위해 우리 몸에서는 인슐린과 항인슐린 호르몬 사이의 균형, 교감신경과 부교감신경 사이의 균형 작용이 이루어지고 있다.

일반인의 경우 음식을 섭취한 만큼 인슐린이 분비되지만 고당질, 고지방, 고칼로리 음식 섭취가 지속적으로 반복되거나 인슐린 분비 능력에 이상이 생기기 시작하면 섭취한 열량 이상의 인슐린이 분비된다.

인슐린 분비 능력이 없어 인슐린 주사를 투여하는 사람의 경우에는 음식에 대응하는 정확한 인슐린 용량을 찾지 못해 인슐린 주사량이 많은 경우가 매우 흔하다. 혈당에는 음식뿐 아니라 운동량, 심리 상태, 컨디션 등 많은 요인들이 영향을 미치기 때문에 인위적으로 인슐린 용량을 정해 주사를 투여하면 실제로 딱 맞아떨어지는 인슐린 용량을 찾기가 매우 어렵다.

　인슐린 분비량이나 인슐린 주사량이 많을 때는 저혈당에 빠질 위험이 있으므로 자율신경을 조절하는 간뇌에서 이를 비상 사태로 인식해 교감신경을 작동시킨다. 뇌하수체 전엽에서 부신피질자극호르몬ACTH을 분비해 부신피질을 자극하고 항인슐린 호르몬인 아드레날린을 분비하는 것이다. 아드레날린은 췌장을 자극하여 알파세포에서 혈당을 올리는 호르몬인 글루카곤과 간에 저장되어 있던 글리코겐을 분비하게 한다. 글리코겐이 간에서 혈액으로 나올 때는 글루코오스가 된다. 이것이 바로 당이다. 혈액 내 글루코오스 수치를 늘려 혈당을 올리는 것이다.

　인슐린 분비량이나 인슐린 주사량이 절대적으로 많을 때는 저혈당이 되지만, 혈당 상태에 비해 상대적으로 약간 많은 정도에서는 앞서 설명한 대로 교감신경과 항인슐린 호르몬의 작용으로 고혈당이 되기 쉽다. 문제는 항인슐린 호르몬도 과도하게 분비되다 보면 언젠간 분비 능력이 떨어진다는 점이다. 이렇게 되면 저혈당이 되어 교감신경이 작동해도 항인슐린 호르몬의 분비량이 미미해져 혈당을 못 올려 위험한 지경에 이른다.

　고혈당 상태에서 교감신경이 작동하면 우리 몸에서는 정상 상태를 유지하기 위한 노력의 일환으로 자율신경 반사가 일어나 부교감신경이 우위에 선다. 교감신경보다 부교감신경이 우위에 있으면서 그 작용이 활발해지면 인슐린 분비가 촉진되는 것이다. 상대적인 호르몬의 균형 차원에서 말할 때 반동 현상이라고 하듯이, 더 넓은 차원에서 자율신경의 균형이라는 시각으로 보면 반동 현상은 자율신경 반사에 따른 현상이다.

휴식을 취하거나 음식을 섭취할 때 작용하는 것이 부교감신경이다. 음식을 섭취하고 나면 부교감신경의 작용이 활발해지는데, 교감신경이 에너지를 소비하려는 상태를 만들려는 데 비해 부교감신경은 에너지를 축적하려는 상태로 만들기 때문에 음식 섭취로 체내에 들어온 음식물을 세포 내로 축적하기 위해 인슐린 분비가 촉진된다. 인슐린은 혈액 내 포도당을 세포 속으로 끌고 들어감으로써 혈액 내 포도당 농도가 낮아져 혈당 수치도 거기에 맞게 측정된다.

부교감신경이 계속 활발하게 작용하면 인슐린 분비가 많아져 저혈당으로 위험해지기 때문에 다시 혈당을 정상 상태로 만들기 위해 자율신경 반사가 일어나 교감신경의 작용이 활발해진다. 교감신경의 작용으로 인슐린 분비는 억제되고 항인슐린 호르몬 분비가 늘어나면서 혈당이 다시 올라가는 것이다.

활동량이 늘어나거나 스트레스를 받으면 교감신경이 작용한다. 활동하기 위해서는 에너지가 필요하고, 스트레스를 받았을 때는 스트레스를 물리치거나 스트레스로부터 달아나기 위해서도 에너지가 필요하다. 여기서 에너지로 쓰이는 것은 포도당이다. 필요한 에너지를 얻기 위해 교감신경의 작용으로 글루카곤이나 코르티솔, 아드레날린 같은 항인슐린 호르몬의 분비량이 늘어나면 글리코겐의 형태로 간에 저장되어 있던 당을 혈액 내로 꺼내 혈당이 올라간다. 이때 혈당이 너무 올라가는 것을 막기 위해 자율신경 반사로 부교감신경이 작용한다. 부교감신경 작용으로 인슐린 분비량이 늘어나면 올라갔던 혈당이 다시 내려간다.

혈당이 높았다가 내려가는 현상, 혈당이 낮았다가 다시 올라가는 현상을 따로 설명했지만, 이 현상은 사슬처럼 연속적으로 나타난다.

음식 섭취 ➡ 부교감신경 작용 ➡ 인슐린 분비량(요구량) 증가 ➡ 혈당 강하 ➡ (자율신경 반사) 교감신경 작용 ➡ 항인슐린 호르몬 분비 ➡ 혈당 상승 ➡ (자율신경 반사) 부교감신경 작용 ➡ 인슐린 분비량(요구량) 증가 ➡ 혈당 강하

우리 몸에서는 이처럼 안정적인 혈당 상태를 유지하기 위해 끊임없이 역동적으로 교감신경과 부교감신경이 길항 작용을 하면서 서로 균형을 이루는 시도를 반복한다.

반동 현상 내지는 자율신경 반사라는 현상을 통해 꼭 기억해야 할 점은, 우리 몸은 언제나 일정한 상태를 유지하려는 항상성을 갖고 있다는 것이다. 이것은 살아 있는 모든 생명체가 갖고 있는 자가 치유 능력이기도 하다.

음식을 통해 몸에 들어온 당을 세포 속으로 끌고 들어감으로써 혈당 수치를 낮추는 호르몬인 인슐린과 항인슐린 호르몬들이 상대적으로 균형을 이룰 때 정상 범위의 혈당이 나온다. 그렇다고 이 상태가, 앞서 살펴본 대로, 몸이나 혈당이 정상 상태라는 말과 같은 뜻은 아니다. 정상이 아닐 때조차도 정상 혈당이 나타날 때 사람들은 이것을 몸에 이상이 없는 건강한 상태로 받아들인다. 그러나 이때 필요한 것은 호르몬 간의 균형이 정상적인 방법으로 이루어졌는지의 여부를 판단하는 일이다. 판단 기준은 생활 속에서 찾을 수 있다.

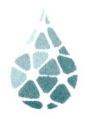

정상 혈당 뒤에 가려진 진실

정상 혈당, 과연 정상일까?

어떤 사람이 묻는다.

"혈당이 141mg/dl이면 당뇨인가요?"

만약 이 혈당을 측정한 기계가 자가 혈당 측정기이고 정확도가 떨어진다면 얘기가 달라지지만, 정확하게 혈당이 141mg/dl이라면 당뇨병일 수도 있고, 내당능장애일 수도 있고, 정상일 수도 있다. 자신의 혈당 상태와 당뇨병 여부를 좀더 정확하게 알기 위해서는 공복 때부터 혈당 측정을 시작해서 식후 혈당까지 시간마다 4~6시간 동안 측정하거나 연속혈당측정기(CGMS)를 단기간 활용해볼 수 있다.

대개 혈당이 얼마면 내당능장애, 또는 당뇨라고 진단한다. 그러나 인슐린 분비 기능에 관한 문제는 혈당 수치만 가지고 이렇다 저렇다 말할 만큼 단순하지 않다. 비록 당뇨 판정을 받지 않은 사람이 측정한 혈당 수치가 100mg/dl이라고 해도 안심할 수는 없다.

일반인에게 문제가 되는 것은 생활습관이다. 생활습관 때문에 호르몬 분비에 이상이 생겼어도 처음에는 혈당이 100mg/dl이 나올 수 있다. 그리고 혈당은 계속해서 변하기 때문에 한 순간의 혈당 수치만으로 판단하는 것은 성급한 판단일 수 있다.

그렇다면 혈당 100mg/dl이 정상 혈당일까? 결론부터 얘기하자면, 혈당 100mg/dl은 정상 혈당일 수도 있고 아닐 수도 있다. 췌장의 인슐린 분비 기능에 이상이 없다면 혈당 100mg/dl은 대부분 정상 혈당이라고 볼 수 있지만, 췌장의 인슐린 분비 기능에 이상이 생기기 시작했다면 그때부터는 혈당 100mg/dl을 항상 정상 혈당이라고 보기는 어렵다. 인슐린 분비 기능에 이상이 생겼어도 혈당은 100mg/dl이 나올 수 있다. 그러므로 혈당이 100mg/dl이라는 것이 언제나 췌장이 건강한 상태에 있다는 것을 의미하지는 않는다.

일반인의 혈당은 쉽게 오르내리지 않지만 이들 역시 언제나 100mg/dl 내외의 변동 없는 혈당 상태를 유지하지는 않는다. 심한 스트레스를 받거나 평소와 크게 다른 환경에 처했을 때는 교감신경의 작용이 부교감신경의 작용보다 우위에 놓이면서 일시적으로 인슐린 분비 기능이 저하되어 170~180mg/dl까지의 혈당이 나타나기도 한다. 혈당에 이상이 나타나더라도 이 정도의 변화는 혈당을 측정해보기 전까지는 감지하지 못할 뿐이다.

일반인이 혈당을 측정해보기 전까지는 어쩌다 나올 수 있는 이상 혈당의 존재조차 알 수 없듯이, 당뇨인 역시 혈당을 자주 측정하고, 관찰하지 않으면 측정 당시의 혈당이 어떻게 해서 나온 결과인지 알 수 없다. 특히 혈당 변동이 심한 1형당뇨인이나 인슐린 주사를 사용하는 2형당뇨인은 더욱 그렇다.

이미 인슐린 분비 기능에 이상이 생겼다면 정상 범위로 알려진 혈당만으로는 안심할 수 없다. 정상 혈당이 언제나 정상적으로 만들어진 혈당은 아니기 때문이다. 예를 들면, 혈당 측정기에는 분명히 정상 범위의 혈당이 나타나는데 몸으로는 저혈당 상태를 느낄 때도 있다. 이런 경우는 다음 두 가지가 원인이다.

하나는 평소 고혈당 상태가 오래 지속된 경우다. 고혈당 상태에 오래 노출되었을 때는 혈당이 조금만 내려가도, 정상 범위의 혈당에서도 저혈당처럼 느껴진다. 이때는 혈당을 지속적으로 정상 범위로 관리하면 정상 감각을 회복할 수 있다.

또 하나는 실제로 저혈당이 일어난 경우다. 이미 저혈당을 겪고 나서 저혈당 반동 현상으로 혈당이 어느 정도 올랐을 때다. 만약 운동량이 많아서 저혈당을 겪었다면 저혈당 반동 현상이 나타났더라도 운동의 영향으로 혈당이 많이 올라가지 않는다. 그래서 혈당을 측정했을 때 혈당이 올라간 정도가 측정기에 나타나는 것일 뿐이다.

혈당이 높게 나온 이유가 밥을 많이 먹어서인지, 저혈당 반동 현상 때문인지, 또 정상 범위의 혈당이 나왔다면 그것이 정상적으로 만들어진 혈당인지, 항인슐린 호르몬 때문에 만들어진 혈당인지 알 수 있어야 적절하게 대처할 수 있다. 그러기 위해서는 하루에 적어도 7~10회 이상의 혈당 측정을 해야 한다.

일반인의 경우와 달리 인슐린 분비 문제가 시작된 뒤에는 인슐린 분비 기능이 떨어질수록 혈당 100mg/dl을 만들고 일정하게 유지하기가 무척 힘들다. 호르몬의 균형이 깨진 사람들은 혈당 100mg/dl을 만드는 데 인슐린과 다른 호르몬들의 활동이 일반인보다 더 많이 필요하기 때문이다.

줄타기의 명인은 줄 위에서 중심을 잡을 때 미세한 움직임만으로 중심을 잡지만, 초보자는 아무리 애를 써도 줄 위에서 심하게 흔들린다. 이처럼 인슐린 분비 기능에 이상이 생긴 사람의 몸 안에서는 정상 혈당을 유지하려고 여러 호르몬들이 아무리 애를 써도 혈당은 불안정하다.

그래서 인슐린 결핍으로 인슐린 주사를 사용하거나 인슐린 분비가 부족해 혈당강하제를 복용하는 사람은 일반인보다 정상 혈당 범위를 유지하기가 더 어렵다. 일반인은 인슐린이 필요에 따라 많이 분비되다가도 공복 상태가 되면 적게 분비되기도 하고, 체내에 들어오는 음식과 혈당 변화에 따라 많이 분비되기도 하는 등 인슐린과 항인슐린 호르몬 사이의 균형이 안정적으로 잡혀 있는 상태다. 하지만 인슐린 분비 문제를 겪고 있는 사람들은 일반인처럼 인슐린 양이 정확하지 않다. 인슐린 주사를 맞는 사람의 경우, 한번 주입된 인슐린은 약효가 계속 작용할 뿐이어서 혈당에 대응하는 항인슐린 호르몬들과 딱 맞아떨어지게 보조를 맞추지 못하기 때문이다.

인슐린 주사 용량이나 혈당강하제 복용량이 조금이라도 늘어나면 항인슐린 호르몬 분비도 그만큼 많아져서 정상 혈당이 유지되는 경우도 있다. 그런데 인슐린 양이 많아진 상태는 이미 저혈당으로 향하고 있는 상태일 확률이 높다. 이때 실제로 저혈당으로 향하는 중이라면 항인슐린 호르몬들이 분비되는 것은 안정적인 혈당 상태를 쉽게 '유지'하는 차원이 아니라 저혈당이 되어가는 상태에서 정상 혈당 상태로 어렵게 '회복'하는 차원이다.

이 차이는 한 방울의 인슐린 양의 변화로도 나타난다. 정상 혈당 '회복'의 차원에서는 항인슐린 호르몬의 분비량이 늘어난다. 이것이 지속적으로 반복되면 호르몬 불균형이 심해지고 항인슐린 호르몬을 분비하는 기관들은 지친다. 이는 컨디션 난조로 나타난다. 쉽게 말해서 컨디션 난조지, 심해지면 합병증이라고도 불릴 수 있는 각종 질병이 이 때문에 발생하는 것이다. 그러므로 혈당 상태에 따라 적정량의 인슐린 용량을 찾는 것은 매우 중요하다.

미세한 용량 차이 때문에 나타나는 호르몬 불균형과 호르몬 과다 분비는 수시로 혈당의 변화를 점검하지 않으면 좀처럼 알기 어렵다. 이

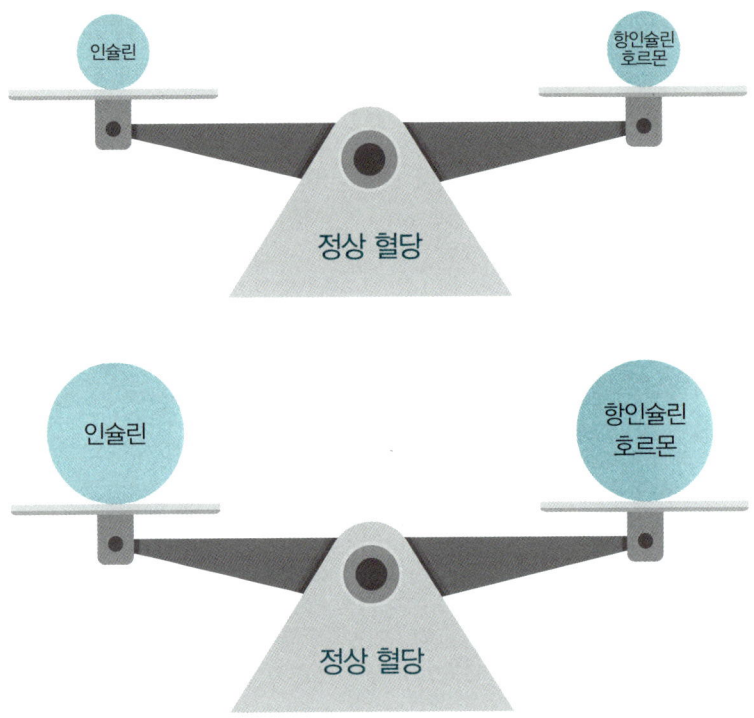

혈당을 내리는 호르몬과 혈당을 올리는 호르몬들의 균형

상태에서는 얼마든지 혈당이 정상 범위를 가리킬 수 있기 때문이다. 적정량 이상의 인슐린과 항인슐린 호르몬의 과다 분비 자체가 정상 혈당을 회복하려는 과정이다. 그러므로 혈당은 정상 범위를 가리킬 수 있지만 몸 상태는 이미 정상이 아니다.

여기서 정상 혈당에 관한 개념을 정의해야 할 것 같다. 정상적으로 만들어진 정상 혈당이란 '항인슐린 호르몬의 작용이 최소한으로 이루어지는 상태에서 몸에 들어온 음식에 대응할 수 있는 만큼의 인슐린 사용과 충분한 활동으로 인슐린의 역할을 분담해 당을 소비해서 얻어진 정상 범위의 혈당'이다.

비정상적으로 만들어진 정상 혈당이란 '활동이 없고 몸에 들어온 음식에 비해 과도한 인슐린 사용과 적정량을 넘는 인슐린에 의한 반응으로 나타나는 항인슐린 호르몬 작용에 의해 겨우 만들어진 정상 범위의 혈당'이다.

중요한 것은 혈당 100mg/dl이 아니라 혈당 100mg/dl을 만들기 위해 필요한 인슐린의 양이다. 인슐린이 적게 필요한 상황에서는 무리 없이 정상 범위의 혈당이 만들어지고 건강을 누릴 수 있는 가능성이 커진다. 그러나 인슐린이 많이 필요한 상황이라면 혈당 100mg/dl을 만드는 것이 큰 의미가 없다. 많은 인슐린 때문에 지방 축적이 늘어나고 콜레스테롤 수치가 올라갈 수 있으며 때로는 항인슐린 호르몬들이 필요 이상으로 작용하여 장기적으로 보았을 때 여러 가지 질병의 원인이 되기 때문이다.

정상 혈당을 유지하기 위한 필사적인 노력

정상 범위의 혈당을 유지하기 위해 우리 몸 안에서는 무슨 일이 벌어지고 있을까. 인슐린 양이 많을 때, 보이지는 않지만 우리 몸에서 정상 혈당 범위에 도달하기 위해 일어나는 호르몬들의 작용은 일종의 중노동이나 다름없다. 물 위에 떠 있는 백조를 상상하면 쉽게 이해할 수 있다. 잔잔한 물 위에 떠 있는 백조의 모습은 평화로워 보이지만, 물에서 헤엄치기 위해 물밑에서는 쉴 새 없이 발을 놀린다. 헤엄치는 백조는, 단지 겉으로 보이지 않을 뿐 속에서는 많은 활동이 일어난다는 것을 보여주는 하나의 예다.

열악한 환경에서 정상 혈당을 유지하기 위한 호르몬들의 작용이 중노동과 다름없다면 그건 어느 정도일까. 하루 날을 잡아 집안 대청소를 해보았는가? 또는 이삿짐을 날라보았는가? 또는 한나절 막노동판에서 모래나 벽돌을 날라보았는가? 육체적인 활동을 경험해봤다면 그것이 힘든 일이라는 것을 안다. 몸 여기저기가 쑤시고, 심하면 앓아눕고, 아프다고 난리다.

그런데 이런 활동이나 노동 이상으로 몸 안에서는 더 긴 시간, 심지어 자는 동안에도 중노동이 이어질 수 있다. 이것은 특히 혼합형 인슐린을 사용하거나, 혼합형 인슐린이나 중간형 인슐린 등을 밤에 사용하거나, 속효성 인슐린을 사용하는 등 몸의 휴식을 원천적으로 차단하는 인슐린 요법을 사용할 때 뚜렷하게 나타난다. 육체적인 노동으로 몸이 고단하고 아픈 것은 몸으로 느껴지는 반면, 몸 속 장기들이 중노동으로 지치고 피폐해지는 것은 느낌이 없다는 차이만 있을 뿐이다. 지각할 수 없고 보이지 않아도 존재하는 것은 존재한다.

정상 혈당을 유지하는 방법이 잘못되었으면 겉으로 보이는 혈당은 정상 범위일 수 있지만, 정상 범위의 혈당을 만들기 위해 많은 인슐린 양에 대응하여 분비되는 항인슐린 호르몬들의 양은 상당하다.

2형당뇨인이면서 관리가 안 되는 사람들의 생활을 잘 관찰해보면 인슐린 분비량이 많을 수밖에 없는 조건을 가지고 있다. 1형당뇨인과 인슐린 주사를 맞는 사람들의 경우에도 이와 환경이 비슷하다면 마찬가지지만, 활동량도 많고 식사 관리도 하지만 필요 인슐린 양보다 많은 인슐린을 사용하는 경우도 꽤 많다. 심지어 인슐린을 하루에 80단위를 사용했던 사람이 작은손 카페를 통해 이러한 인슐린 작용을 이해하고 30단위까지 줄였던 사례도 있다.

인슐린을 처방하는 의사나 인슐린으로 혈당을 관리하는 많은 사람들이 매우 흔하게 저지르는 실수는 인슐린을 과도하게 사용한다는 점이다. 혈당이 높으면 일단 인슐린 용량부터 늘리고 보지만, 혈당이 높은 원인을 찾아보고 원인을 제거하는 게 순서다.

혈당이 높은 원인은 주로 음식, 운동량, 스트레스, 인슐린 용량 부족 등이다. 하지만 인슐린 용량이 많은 경우 역시 이들 요인 못지않게 매우 흔하다.

당뇨병 진단을 받은 2형당뇨인들 대부분은 정상 혈당인 줄로만 알고 지내다가 어느 날 갑자기 합병증과 함께 당뇨병이라는 진단을 받는다. 혈당 수치가 정상 범위로 나왔다고 해도 안심하지 말아야 한다.

평소 하루도 거르지 않고 술을 마시고 담배를 입에 물고 살던 사람이 혈당 측정에서 정상 범위의 혈당이 나오자 도로 지난 생활을 반복하는 것을 보았다. 이런 사람에게 병이 시작되는 것은 시간문제다. 아무튼 병이 시작되기 전이니 그렇다고 치자. 이보다 더 안타까운 경우는 인슐린 주사를 사용하는 사람이 문제가 많은 인슐린을 사용하면서 혈당 조절이 잘 되고 있다고 믿는 경우다.

하루에 혈당 측정을 네 번 해보면 대부분 혈당 조절이 잘 되고 있는 것처럼 보이기도 한다. 그러나 하루에 혈당 측정을 열 번까지 늘려보거나, 연속혈당측정기를 써보면 중간중간에 생각지도 못했던 이상 혈당을 발견할 수 있다. 대부분 혈당 측정 횟수를 늘림으로써 이상 혈당을 발견할 수 있는데, 실제로는 정상적으로 혈당이 조절되는 것이 아닌데 정상처럼 보여 이상 혈당을 발견하기 어려운 경우도 있다.

인슐린 주사가 반드시 필요한 1형당뇨인의 경우, 혈당 조절이 잘 될 수 없는 혼합형 인슐린을 사용하거나 중간형 인슐린을 아침저녁으로 투여하면서 혈당 조절이 잘 된다고 말하는 경우가 있다.

실제로 혼합형 인슐린을 사용하거나 중간형 인슐린을 하루 두 번 맞으면서 혈당 수치가 잘 나온다고 말하는 경우를 보면 늘 피곤해하고 매사에 의욕이 없거나 신경이 많이 날카로워져 있음을 흔히 볼 수 있다. 수치는 괜찮아 보이지만 몸이 무겁고 밤에 자다가 마치 저혈당 상태인 것처럼 식은땀을 흘리고 매일 악몽을 꾸는 등 깊은 잠을 이루지 못한다.

이런 경험을 해본 사람들이 밤에 맞던 기저 인슐린을 맞지 않고, 아침 기저 인슐린 용량을 조절하고, 초속효성 인슐린을 적절히 사용하고, 식사 조절과 운동을 병행하고 난 뒤에는 밤에 잠도 잘 자고 몸이 가뿐해졌다고 기뻐한다.

중간형 인슐린을 아침에 한 번만 사용하는 사람 중에서도 인슐린 용량 과다 상태를 지속하는 것과 비슷한 결과를 경험할 수 있다. 바로 중간형 인슐린의 긴 피크타임 때문이다.

앞서 한 방울의 인슐린 양으로도 호르몬 사이의 균형에 문제가 있을 수 있다고 지적했듯이, 중간형 인슐린의 피크타임이 워낙 길어서 약효가 강력하게 발휘되는 시간 동안 혈당은 쉽사리 저혈당 상태로 향하고, 이를 막고 정상 혈당 범위로 회복하기 위해 항인슐린 호르몬 분비가 필요 이상으로 늘어난다.

초속효성 인슐린에 비해서 피크타임이 긴 속효성 인슐린도 마찬가지 경우라고 할 수 있다. 속효성 인슐린의 피크타임은 식사가 혈당에 미치는 영향이 사라진 뒤에도 한동안 지속되니 말이다.

중간형 인슐린을 아침 한 번도 아니고 저녁에 한 번 더 투여하는 것은 호르몬 균형을 하루 빨리 무너뜨리려는 시도나 다름없다. 항인슐린 호르몬 분비는 그만큼 늘어나서 시간이 지나면 정작 분비되어야 할 위급한 순간에 항인슐린 호르몬이 분비되지 못할 수도 있다. 이 때문에 저혈당을 인지하지 못하는 사태도 발생하고 설탕물을 대접으로 마셔도 저혈당을 회복하지 못하는 사람들도 생겨난다.

혼합형 인슐린은 중간형 인슐린보다 사정이 더욱 나쁘다. 피크타임이 긴 중간형 인슐린에 속효성 인슐린, 또는 초속효성 인슐린을 섞어놨기 때문에 고정된 비율의 혼합형 인슐린의 약효로는 늘 변화하는 생활에 맞출 수가 없는 것이다.

혼합형 인슐린을 사용하거나 중간형 인슐린을 하루 두 번 사용하거나 인슐린 용량을 과도하게 사용하면서 혈당이 100mg/dl일 때와 생체리듬에 맞는 인슐린 요법을 사용하면서 혈당이 100mg/dl일 때는 몸 상태가 전혀 다르다. 그래서 중간형 인슐린을 아침저녁으로 사용하거나 혼합형 인슐린을 하루 한 번, 또는 하루 두 번 사용하다가 란투스나 트레시바, 투제오를 아침에 한 번 맞는 것으로 바꾼 사람들은 바꾸고 나서 몸이 날아갈 듯이 편하고 컨디션이 좋다고 말한다. 이를 겪어본 사람들은 말로 표현 못 할 정도로 몸이 편안해진다고 말한다.

인슐린 주사가 꼭 필요한 1형당뇨인의 경우에는 혈당이 정상처럼 보이는데 실제로는 저혈당인 경우도 있다. 말에 어폐가 있어 보이지만 인슐린 주사를 맞는 사람들에게서 흔히 볼 수 있는 현상이다. 더 정확하게 말하자면, 인슐린 주사량이 꼭 필요한 양보다 많아서 저혈당에 빠지지 않으려고 혈당을 올리는 호르몬들이 열심히 일하고 있는 상태다.

만약 이런 상태가 밤중에 나타나면 측정기에 나타나는 숫자는 분명히 정상을 가리키는데, 몸은 저혈당과 같은 상태여서 깊이 잠들지 못하고 식은땀을 흘리고 악몽을 꾸고 뒤척이게 된다. 특히 이런 현상은 중간형 인슐린이나 지속형 인슐린 같은 기저 인슐린을 밤에 맞는 경우에 흔하다. 기저 인슐린을 아침에 맞더라도 주사량이 많거나 속효성 인슐린, 또는 초속효성 인슐린 용량이 많을 때도 흔히 나타난다.

인슐린 주사량이 많아서 고혈당이 나타나는 일도 많다. 혈당이 높다고 해서 인슐린 주사량을 늘리기만 하면 오히려 혈당은 춤을 추고 고혈당을 더 많이 겪는다. 항인슐린 호르몬의 작용이 활발해지기 때문이다. 인슐린 주사량을 늘렸는데도 혈당이 높은 상태가 계속되는 경우에는 반대로 인슐린 용량을 줄이면 혈당이 조절된다.

이런 사실들을 이해하지 못하고 분명히 문제가 있는 인슐린 요법을 쓰면서 '혈당 조절 잘 되고 있는데 왜 인슐린을 바꾸라고 난리냐'고 하는 사람들이 있다. 몸 안에서 나타나는 이런 현상들을 모르면 눈에 보이는 것만으로 판단하겠지만, 몸 안에서 일어나는 현상에 대해 알고 나면 너무나 확연하게 눈에 띈다.

정상 혈당 속에 도사린 위험

생활습관이 나쁘면 혈당이 정상이라도 당뇨병, 고지혈증, 동맥경화 등이 이미 시작되고 있는지 모른다. 당뇨병 진단을 받기 전의 사람들이나 당뇨병을 진단 받았더라도 혈당이 가끔 정상 범위로 나타나면 사람들은 '정상 범위의 혈당=건강'이라는 등식을 철석같이 믿는다.

혈당이 정상 범위를 유지하는 것은 정상 범위를 이미 벗어난 것보다 나은 면이 있고, 정상 범위의 혈당을 유지하는 것이 건강에 도움이 된다고 볼 수도 있지만, 이것은 건강을 유지하는 많은 조건 가운데 하나에 불과하다.

정상 범위의 혈당이 바른 식습관과 규칙적인 운동, 무리하지 않는 생활로 유지된다면 틀림없이 건강에 도움이 된다. 그러나 불량식품 섭취가 많고, 운동을 하지 않으며, 과중한 일과 스트레스가 지속되는 환경에서 정상 범위의 혈당을 유지하는 것이라면, 이것은 겨우 유지하는 정도일 뿐 언젠가는 탈이 나게 되어 있다.

인슐린 분비 기능의 이상은 눈에 띄는 합병증이 나타나기 전까지는 발견하기 어렵다. 어쩌다 혈당을 재봐도 그 수치가 정상 범위에 나타나므로 문제라고 생각하지 못해 악순환을 반복하다가 뒤늦게 사달이 벌어지는 것이다.

건강한 생활을 하는 사람에게서 나타나는 정상 혈당은 지극히 당연하다. 그러나 우리 몸의 기관들이 무리를 하게 되는 생활에 노출된 사람들에게서 나타나는 정상 혈당은 그 자체로 '좋다'거나 '위험하다'고 판단할 수 없다. 무리한 생활로 인해 정상 혈당을 유지하기 위해 우리 몸 속에서 호르몬들의 중노동이 지속됐다면 자율신경의 균형이 이미 무너지고 있거나 무너질 가능성이 매우 크다.

당뇨병 판정을 받지 않고도 뇌졸중에 걸린 사람, 심장병을 앓는 사람, 동맥경화가 나타난 사람, 혈압이 높은 사람을 우리는 주위에서 얼마든지 볼 수 있다. 이 질병들은 모두 인슐린 분비 문제라는 하나의 뿌리에서 출발한다. 단지 운 좋게 당뇨병 진단을 받지 않았을 뿐이다.

이런 대사질환들이 생겼다면 이것은 그동안 몸 속에서 호르몬들이 중노동을 해왔고, 자율신경의 균형이 깨졌다는 것을 의미한다. 지나친 경쟁, 긴장 상태의 지속, 성실함이 지나쳐 과로하는 경우, 정크푸드 섭취, 불규칙한 식사, 운동 부족 등 우리 몸 속의 호르몬들에게 중노동을 시키는 요인이다. 자율신경의 균형이 깨지면 온몸 구석구석 어디라도 이상이 생길 수 있다.

'정상 범위의 혈당=건강'이라는 등호가 언제나 성립되는 것은 아니다. 저혈당증, 공복혈당장애, 내당능장애를 겪는 당뇨 이전 단계, 2형당뇨, 1형당뇨 등 인슐린과 관련된 문제를 겪는 모든 사람들이 정상 범위의 혈당을 유지하면서 건강을 지키려면 정상 혈당이라는 결과가 아니라 어떤 방법으로 정상 혈당을 유지하는가에 집중해야 한다. 정상 범위를 벗어난 혈당이 나타났다면 혈당이 왜 정상 범위를 벗어났는지 원인부터 살펴볼 일이다. 이는 이미 당뇨병으로 진단 받고 나서 혈당을 관리하는 과정에서 이상 혈당이 나타났을 때도 마찬가지다.

원인을 보지 않으면 저혈당일 때 그저 단 음식을 먹어서 위기를 넘겨야 하고, 고혈당일 때는 음식을 줄이거나 운동을 하게 될 것이고, 약을 더 먹거나 인슐린 추가 주사를 할 뿐이다. 원인을 제거하지 않으면 평생 이 과정을 반복하게 된다.

모든 질병에는 원인이 있다. 어디 다친 것이 아니라면 질병의 원인은 증상이 나타나기 전에 이미 존재한다. 그리고 그 원인은 평소 생활습관 속에 거의 다 있다.

2

인슐린을 제대로 사용하지 못하면

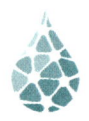

인슐린 수치 이상으로
생기는 문제

대사질환의 시작

당뇨병을 비롯해 뇌졸중, 동맥경화, 심근경색, 고혈압 등을 아울러 일컫는 대사증후군을 인슐린 저항성 증후군이라고도 부른다. 인슐린 저항성이라는 하나의 뿌리에서 출발하기 때문이다.

당뇨병을 진단 받은 사람의 50% 이상에서 고혈압이 동반되고, 고혈압을 진단 받은 사람의 30% 가량이 당뇨병을 동시에 갖고 있다. 또 당뇨병을 가진 사람의 80%에서 고지혈증이 나타나거나 HDL콜레스테롤 감소 현상이 보인다. 대사증후군은 유전적 요소와도 관련이 있고, 운동 부족, 과음이나 과식, 스트레스, 비만 등이 복합적으로 작용하여 발생한다고 알려져 있다.

대사증후군의 원인들을 보면 짐작하겠지만, 모두 인슐린이 많이 필요한 조건들이다. 이들 조건 가운데 과식을 예로 들어보자. 과식은 단지 배부르게 먹는 것만을 뜻하지 않는다. 섭취한 음식이 고칼로리라면 그것도 과식에 속한다. 편식도 한 가지 영양소를 편중되게 많이 먹는 일종의 과식이다.

당분이 많이 든 음료, 인스턴트 식품 등의 탄수화물 섭취가 많다면 탄수화물의 산물인 글루코오스(혈당) 수치가 높아진다. 튀김, 빵, 버터, 고기, 인스턴트 식품 등의 지방 섭취가 많다면 지방의 산물인 콜레스테롤 수치가 높아진다. 고기, 계란, 치즈, 고단백 식품 등의 단백질 섭취가 많다면 단백질의 산물인 호모시스테인 수치가 높아진다.

글루코오스, 콜레스테롤, 호모시스테인 모두 체내에 과도하게 들어오면 혈관을 망가뜨린다. 쉽게 말하면 많은 양의 글루코오스와 호모시스테인은 혈관 벽에 상처를 내고 콜레스테롤은 이 상처를 치료한답시고 혈전을 생성해 혈관 벽에 땜질을 해서 혈관을 막거나 좁히는 것이다. 이때 고혈압이 발생하거나 혈관이 막히거나 파열되면 심근경색, 뇌졸중 등이 일어나기도 한다. 혈관 건강이 무너질 때 뇌졸중, 동맥경화, 고지혈증, 심근경색, 고혈압의 위험이 뒤따른다.

이처럼 과식은 인슐린 요구량을 늘리고 혈중 인슐린 수치를 높인다. 그러면 신장에서의 염분 배출 기능이 떨어져 고혈압이 발생한다. 인슐린이 많아지는 것 자체로 인슐린 저항성이 발생하지만, 이처럼 호모시스테인과 콜레스테롤은 인슐린 저항성의 독립인자로 작용하기도 한다.

체내 인슐린의 증가는 당을 지방으로 전환하여 저장함으로써 지방량을 늘린다. 이렇게 인슐린으로 축적된 지방은 더 많은 인슐린을 요구한다. 내장지방 축적이 과도해지면 유리지방산을 방출하고 간문맥으로 유입되면서 간에서의 인슐린 작용과 제거를 억제해 고인슐린혈증과 인슐린 저항성을 일으킨다. 증가된 유리지방산은 간에서 중성지방을 재합성하여 중성지방 수치를 높인다.

우리가 운동을 해야 하는 이유는 체지방량을 줄임으로써 인슐린 저항성을 줄일 수 있기 때문이다. 뿐만 아니라 근육은 말초 조직 중에서 포도당 저장의 상당량을 담당하기 때문에 운동으로 이 기능을 유지함으로써 인슐린 저항성이 나타나는 것을 막을 수 있다. 운동을 하지 않거나 근육이 줄어들면 그만큼 포도당 이용률이 감소하여 인슐린 저항성이 잘 나타난다. 이미 인슐린 저항성이 있는 사람들에게서는 인슐린 저항성을 악화시킨다.

대사를 위해 정상보다 많은 인슐린이 필요한 인슐린 저항성은, 인슐린 분비 부족 문제와 함께 2형당뇨병 발병의 주요 원인 가운데 하나다. 인슐린 저항성이 있다고 해서 처음부터 고혈당이 나타나지는 않는다. 초기에는 췌장의 인슐린 분비 기능에 과부하가 걸린 상태이긴 하지만 그래도 최대한 기능은 하고 있기 때문에 보여지는 혈당 수치는 정상처럼 보인다. 그러나 여기서 안심하면 안 된다. 생활방식에 문제가 있으면 췌장은 갑자기 가동을 멈추거나 과도하게 인슐린을 분비하는 등 어느 순간 이상 혈당이 나타나기 시작한다.

국내 당뇨인구의 대다수를 차지하는 2형당뇨 발병의 일반적인 패턴을 살펴보자.

정상 기간(생활습관과 관련된 원인 내재) ➡ 인슐린 분비 기능 이상(인슐린 분비 부족, 또는 인슐린 과다 분비 / 대사증후군 가능성) ➡ 공복혈당장애 ➡ 내당능장애 ➡ 2형당뇨 ➡ (합병증)

2형당뇨병은 평소의 생활 속에 이미 원인이 내재되어 있는 경우가 많다. 그래서 2형당뇨병을 생활습관병이라고 부르기도 한다. 인슐린 분비 능력에 무리가 따르는 생활이 지속되는 동안 당뇨병뿐 아니라 동맥경화성 심혈관질환, 이상지혈증, 고혈압 등의 대사증후군이 시작될 가능성이 있다.

인슐린 분비 기능에 결함이 생기고 이상 혈당 증상이 뚜렷해졌을 때가 되어서야 당뇨병이라고 진단을 받는 것이다. 하지만 당뇨병을 진단받기 전이든 후든 인슐린이 과도하게 필요한 생활이 계속된다면 합병증은 이미 시작됐을 수 있다. 합병증이라고 하면 당뇨병 때문에 발병한 것처럼 들리지만, 당뇨병 진단 기준으로 붙여진 이름일 뿐이다. 당뇨병이 생길 만한 조건에서 이미 함께 진행될 수 있는 대사증후군도 합병증이고, 인슐린 과용으로 호르몬 균형이 깨지고 자율신경의 균형이 깨져 발생하는 모든 질병 역시 합병증이라고 할 수 있다.

비록 당뇨병으로 판명됐다고 하더라도 반드시 합병증이 나타나는 것은 아니다. 인슐린 분비 기능을 얼마나 정상적으로 유지하느냐에 따라 합병증이 나타나지 않을 수도 있다. 도식에서 합병증을 괄호 안에 묶은 것은 이 때문이다.

1형당뇨 발병 패턴은 2형당뇨와는 다르다.

정상 기간(생활습관과 무관) ➡ 자가면역 이상, 베타세포 파괴 ➡ 1형당뇨 ➡ (합병증)

2형당뇨인 가운데 인슐린 분비가 부족하거나 이상 혈당 증상이 심해져서 경구혈당강하제로는 혈당을 조절할 수 없는 경우에 인슐린 주사를 투여한다. 최근에는 초기부터 인슐린을 투여하는 경우도 있는데, 인슐린을 투여한다고 해서 모두 1형당뇨는 아니다. 마찬가지로 1형당뇨라고 해서 모두 위와 같은 도식을 따르는 것도 아니다. 때로 2형당뇨와 1형당뇨의 경계는 모호해서 인슐린 분비 기능이 떨어지는 2형당뇨가 진행되다가 인슐린 주사 치료가 필요할 만큼 진행돼서 1형당뇨와 같은 양상을 보이기도 한다.

대부분의 1형당뇨는 생활습관에서 비롯되는 당뇨병이 아니다. 그래서 당뇨병이 발병하기 전 상황에서 대사증후군 같은 합병증이 동반되는 경우는 극히 드물다. 당뇨 인구의 대다수를 차지하는 2형당뇨인의 경우, 합병증이 동반되는 비율이 높다 보니 당뇨병이라고 하면 무조건 합병증이 온다고 말하는 사람도 있는데, 이는 명백히 사실을 잘못 알고 있는 것이다. 당뇨병 가운데 1형당뇨는 초기부터 관리가 제대로 이루어 진다면 합병증에 대한 걱정을 덜 수 있다.

그러나 1형당뇨의 특성상, 어린 나이부터나 젊은 시기에 발병하기 때문에 전 생애를 놓고 봤을 때 유병 기간이 2형당뇨인에 비해 길다는 불리한 조건에 있다. 또 1형당뇨인은 혈당의 기복이 커서 합병증이 오지 않는다고 장담할 수도 없다. 1형당뇨인도 2형당뇨의 경우와 마찬가지로 인슐린 주사를 과도하게 사용하면 각종 혈관 합병증, 대사증후군이라는 합병증을 피할 수 없다. 때문에 혈당 조절을 위해 인슐린에 전적으로 의존하기보다 꾸준하게 운동하고 자연식 위주로 식사하고 스트레스를 극복하는 능력을 기르면서 인슐린을 최소한으로 사용해야 한다. 작은손 카페에서 최소량의 인슐린과 운동, 질 좋은 음식, 가족 간의 화합 등 적극적으로 혈당을 관리하는 사람들은 인슐린 문제로 인한 합병증이 발병할 확률이 매우 희박하다고 볼 수 있다.

건강의 적신호

췌장, 간, 신장, 심장, 뇌혈관 등 우리 몸 속 장기에서 나타나는 많은 질병들을 보면 처음에는 자각 증상이 전혀 없다가 상당히 진행된 뒤에 '갑작스럽게' 나타나는 것처럼 보인다. 신부전, 당뇨병, 심근경색, 뇌졸중, 동맥경화, 고혈압 등이 모두 그렇다. 당뇨병을 예로 들면, 일반인들에게 당뇨병의 증상이라고 알려진 '다음·다뇨·다식' 삼다 증상은 당뇨병이 발병하여 이미 한창 진행된 뒤에 나타난다. 자각을 못하기 때문에 병이 상당히 진행된 뒤에야 발견하는 것이다. 이때가 돼서 후회하고 절망하거나 이를 기회로 새로운 인생을 살기도 한다.

대부분의 사람들이 이유 없이 갑자기 어떤 질병이 발병했다고 말한다. 그러나 실은 이유가 없는 것도 아니고 갑자기도 아니다. 서서히 진행된 결과일 뿐이다. 질병은 하루아침에 생기지 않는다. 증상이 나타날 때까지 자각하지 못했을 뿐이다.

그러나 증상을 발견하기는 힘들어도 병의 증상이 나타나기 전에 이를 경고하는 신호들은 충분히 알아챌 수 있다. 이것을 건강의 적신호라고 한다면, 적신호를 보았을 때 위험 상황으로 뛰어들지 말고 멈출 줄 알아야 한다.

갑자기 가슴이 찌르는 듯 아프거나, '다음 · 다뇨 · 다식' 증상이 나타나거나, 이상 혈당이 발견되거나, 뒷목이 뻣뻣하거나, 고혈압이 발견되거나, 몸이 붓는 등의 현상이 건강의 적신호는 아니다. 이때는 이미 늦다. 교통 상황으로 얘기하자면, 적신호를 무시하고 교차로를 건너다가 크고 작은 사고가 난 상황이다. 천운이 뒤따른다면 통과할 수도 있겠지만 말이다.

건강의 적신호는 밥을 먹고 바로 자리에 앉거나 눕는다거나, 가까운 거리를 자가용을 이용해 간다거나, 인스턴트 식품을 주로 먹는다거나, 살이 계속 찐다거나, 과음을 한다거나, 과로하는 일이 많다거나, 성격이 불같다거나, 매사에 원리원칙만 따진다거나, 타인을 배려하지 못한다거나, 자기 주장만 고집하는 등의 행동이 반복되고 지속되는 것이다.

생활방식과 관련된 대사증후군은 병원에서 2형당뇨와 임신성당뇨에서의 고혈당, 내당능장애, 고혈압, 중성지방, 관상동맥질환, 요산 수치, 체질량지수, 지방간 등의 검사를 통해 알 수 있다. 그러나 이보다 먼저 선행되어야 할 것은 자신의 생활을 들여다보는 일이다. 대사증후군의 원인이 되는 인슐린 저항성은 표면적으로 잘 드러나지 않기 때문에 자신에게 인슐린 저항성이 있는지 알아채기는 쉽지 않다. 그러나 생활 속에서 인슐린이 많이 필요한 생활을 하고 있는지 아닌지의 여부를 통해 인슐린 저항성이 존재하거나 발생할 가능성이 있는지는 스스로 찾을 수 있다.

지나치게 안락한 삶은 부교감신경의 작용을 우위에 있게 함으로써 많은 인슐린을 필요로 하고 지방을 축적하며, 외부 자극에 지나치게 민감해져 알레르기 관련 질환을 부르고, 스트레스에도 취약해진다. 지나치게 긴장된 삶은 교감신경이 과도하게 작용해 조직 파괴가 잘 일어나 궤양성 질병을 일으키고 면역력을 떨어뜨려 질병에 저항할 힘을 잃게 만든다.

평소 생활방식의 문제를 건강의 적신호로 인식한다면 질병이 나타나는 것을 사전에 막을 수 있다. 이미 질병이 시작됐다면 질병의 증상이 악화되기 전에 손을 쓸 수 있다.

인슐린과 스트레스와 질병

인슐린 양의 이상과 감정의 혼란

정상 혈당에서 벗어났을 때 어떤 상태인지 사람들이 쉽게 이해할 수 있도록 나는 평소 '이상 혈당 상태는 스트레스 상태'라고 많이 얘기한다. 개인차는 있지만 저혈당이나 고혈당 상태에서 신체적·심리적 스트레스가 실제로 나타나기 때문이다. 이를 이해하고 있으면 혈당이 많이 오르내리는 당사자는 수시로 일어나는 감정 변화에 적절하게 대처할 수 있다. 뿐만 아니라 늘 당뇨인과 함께 생활하는 당뇨인의 가족이나 주위 사람들 역시 당뇨인의 감정 변화를 고려할 수 있다.

혈당 이상일 때를 스트레스 상태라고 한다면, 혈당 수치가 정상이면 스트레스 상태가 아닐까? 혈당 이상 상태가 스트레스 상태라고 말하면, 혈당이 정상일 때는 스트레스 상태가 아니라고 받아들이는 사람들이 많다.

스트레스는 생활에서 부딪히는 다양한 상황에서 빚어지지만, 심리적인 요인을 포함한 이런 영향을 모두 제외하고 몸에서 일어나는 물리적인 변화만을 놓고 본다고 해도 정상 혈당도 얼마든지 스트레스 상태일 수 있다.

'혈당의 이상은 스트레스 상태'라는 말을 좀더 정확한 표현으로 바꾼다면 '인슐린 양의 이상은 스트레스 상태'라고 말할 수 있다. 이때 인슐린의 양은 체내에서 분비되는 인슐린이든 주사로 공급하는 인슐린이든 마찬가지다.

심리적인 요인을 제외하고 혈당과 관련하여 얘기하자면, 혈당이 정상일 때 나타나는 스트레스 상태는 실제로는 저혈당이거나 고혈당으로 변해가는 상태인데 정상 혈당처럼 보일 때 나타난다. 그러므로 엄밀히 말한다면 혈당 이상이라기보다 인슐린 요구량에 이상이 생길 때, 호르몬 사이에 균형이 깨질 때를 스트레스가 커지는 상태라고 하는 것이 더 정확한 표현이다.

이런 이유로, 혈당이 100mg/dl인데 운동, 음식, 심리가 조화되고 적절한 인슐린으로 만들어진 혈당 100mg/dl과 고혈당이었다가 약의 도움으로 만들어진 100mg/dl, 그리고 저혈당이었다가 항인슐린 호르몬 때문에 만들어진 혈당 100mg/dl은 질적으로 차이가 있는 것이다. 후자는 혈당 100mg/dl의 상태이기는 하지만 이미 코르티솔이나 아드레날린 같은 항인슐린 호르몬의 분비가 일어났기 때문에 기분, 감정의 문제를 겪기 쉽다.

'혈당의 이상'과 '인슐린 양의 이상'은 분명 관련이 있고, 언뜻 보면 현상적으로 비슷한 말 같지만 엄밀히 분석해보면 차이가 있다. 앞서 1장에서 정상 혈당이 어떻게 만들어지는지 설명한 것처럼, 인슐린 양이 많다고 혈당이 내려가기만 하는 것도 아니고 인슐린 양이 적다고 혈당이 높은 것만도 아니다.

혈당은 비록 혈액 내 당의 수준을 나타내기는 해도 단지 겉으로 보이는 결과일 뿐이다. 이에 비해 인슐린과 관련해서는 체내에서 이루어지는 변화 과정을 설명해준다. 혈당은 한순간의 결과일 뿐이지만, 인슐린 양의 이상에 대해 언급할 때는 인슐린과 관련되어 영향을 주고받는 다른 호르몬들의 변화까지도 설명이 가능하다. 이 미묘한 차이를 이해하면 단지 혈당만 잡으려고 시도하다가 혈당도 놓치고 건강도 잃는 일은 없을 것이다. 혈당 대신 인슐린의 양에 초점을 맞추면 혈당도 잡을 수 있고 건강도 지킬 수 있다.

　인슐린 양이 정상 범위를 벗어나면 신체는 외부 요인과 상관 없이 스트레스 상태가 된다. 반대로 스트레스에 효과적으로 대처하지 못하면 인슐린 양이 일정하더라도 정상적인 기능을 할 수 없다. 이처럼 인슐린의 작용과 감정은 서로 영향을 주고받는 관계다.

　체내에 인슐린 양이 적절하지 않으면 교감신경의 작용이 활발해진다. 교감신경의 작용이 활발해지면 항인슐린 호르몬 분비량이 늘어나 혈당이 올라간다. 인슐린이 분비되는 사람에게는 인슐린 분비 억제 효과까지 나타난다. 교감신경의 작용으로 분비되는 항인슐린 호르몬 가운데 아드레날린과 코르티솔은 스트레스에 대치하기 위한 호르몬이다. 이 호르몬들의 양이 적절하다면 스트레스에 대처할 수 있지만, 스트레스 호르몬 양이 많아지면 감정에도 변화가 나타난다. 스트레스 호르몬 분비량이 과도하지 않더라도 스트레스에 약한 사람들은 분노, 우울 등의 감정을 겪는다.

　이 현상은 인슐린의 양과 상관없이 순전히 스트레스 호르몬에 의해 일어날 수 있다. 그러나 인슐린 분비 문제를 겪고 있는 입장에서 인슐린의 양에 기준을 두고 얘기하자면, 인슐린 양의 이상이 감정에 변화를 일으키는 원인이 된다는 사실을 기억해야 한다. 그래서 고혈당이나 저혈당 등 혈당에 이상이 있으면 심리적으로 안정을 찾기 어려운 것이다.

　인슐린 주사를 맞는 경우, 인슐린의 용량에 대해 다음과 같은 두 가지를 다 고려해야 한다. 체내 인슐린이 아닌 만들어진 인슐린의 용량은 단순하게 절대적인 용량만을 의미하지 않는다. 만들어진 인슐린은 용량과 약효라는 두 가지 요소를 호르몬 균형에 작용하는 요소로 보아야 한다. 용량 면에서 만들어진 인슐린은 체내에서 분비되는 인슐린과 다를 바가 없다. 그러나 약효는 절대적인 용량이 많지 않음에도 불구하고 용량이 많은 것처럼 작용할 수 있다.

초속효성 인슐린, 속효성 인슐린, 중간형 인슐린 모두 인슐린 약효가 강력하게 발휘되는 피크타임이 존재한다. 24시간, 또는 약효 지속 시간을 기준으로 적정하다고 판단되는 인슐린을 투여하더라도 피크타임이 되면 강력한 약효 때문에 저혈당의 위험이 있다. 혈당이 저혈당으로 급하게 향할 때, 항인슐린 호르몬들의 분비량도 급하게 늘어난다. 급격한 혈당 변동과 항인슐린 호르몬들의 작용으로 혈당 조절이 어려워지는 것은 물론 심리적인 상태 또한 불안정한 상태에 놓이게 되는 것이다. 더구나 속효성 인슐린이나 초속효성 인슐린과 중간형 인슐린을 일정 비율로 섞어 놓은 혼합형 인슐린을 사용하면 생체리듬은 그야말로 뒤죽박죽 상태가 된다. 장기간 투여할 경우 정신적인 고통도 심해진다. 실제로 혼합형 인슐린을 사용하다가 정신과 치료를 받은 사례들도 있다.

정신과 치료가 잘못됐다는 뜻이 아니라 인슐린을 잘못 사용해서 정신이 피폐해질 수 있다는 뜻이다. 혈당 이상을 겪는 사람 가운데 혈당이 심하게 조절되지 않는 경우에는 정신과 상담을 받거나 정신과 약을 복용하는 경우도 많다. 국내에서는 정신과 상담에 대한 왜곡된 시각이 있어 정신과에 가는 자체나 상담받는다는 사실을 밝히기 꺼리지만, 심리적인 어려움을 겪을 때 적절한 치료는 필요하다.

그러나 주변 환경이나 개인적인 문제가 아니라 인슐린으로 인한 문제라면 정신과까지 가지 않아도 제자리를 찾을 수 있다. 인슐린 사용자들에게서 나타나는 심리적인 어려움은 생체리듬에서 벗어난 인슐린을 사용하거나 잘못된 인슐린 요법을 사용해서 발생한다. 집안 환경, 개인의 성향 등에 차이가 분명히 있지만, 심리적인 문제의 원인이 이상 혈당에 있다면 인슐린 종류나 용량, 요법 등을 포함한 혈당 이상의 원인만 잡아주어도 문제는 쉽게 해결된다.

어처구니없게도 몸에 가장 해로운 혼합형 인슐린을 사용하면서 혼합형 인슐린으로 조절이 잘 된다고 말하는 사람도 있다. 측정 횟수를 늘려보면 조절이 잘 되는 것이 아니라는 사실을 금방 발견할 수 있다. 또 기저 인슐린을 밤에 투여하면서 새벽에 저혈당이 온다고 하소연하면서도 그대로 주사를 맞는 사람도 있다. 이런 사람들은 처방이 전부인 것으로 알고 보여지는 혈당만 볼 뿐, 보여지는 혈당을 만들기 위해 교감신경의 작용이 극대화되고, 글루카곤, 코르티솔, 아드레날린, 성장호르몬 등의 항인슐린 호르몬들이 중노동을 한다는 사실과 이로 인해 호르몬들의 균형이 깨지고, 면역력이 약화되고, 질병에 취약해지고, 정신이 피폐해져간다는 사실은 보지 못한다.

인슐린과 스트레스와 질병

스트레스에 장기간 노출되면 자율신경의 균형이 깨지고 이로 인해 각종 질병이 시작된다. 인슐린 분비 기능에도 이상이 나타날 수 있다. 스트레스가 인슐린 분비 기능에 이상을 불러올 수 있는 것처럼 인슐린 분비 기능에 이상이 나타나면 스트레스에 더욱 취약해지기 쉽다. 스트레스에 노출되는 일이 많고 대처 능력이 떨어지면 각종 질병이 발생할 가능성이 커진다.

스트레스 대처 능력, 감정 조절 능력에 따라 인슐린 분비 능력에 영향이 있을 수 있고, 인슐린 분비 기능에 문제가 생기고 나면 인슐린의 작용 정도에 따라 감정의 기복이 나타난다. 이는 '스트레스 → 인슐린 분비 기능 이상, 인슐린 요구량 변화 → 스트레스'의 악순환으로 이어질 수 있다.

인슐린 양의 이상은 스트레스를 유발하는 데서 그치지 않는다. 인슐린 양의 이상 자체가 스트레스 상태로서 교감신경을 작동시켜 항인슐린 호르몬을 분비하게 만들고 스트레스에 대처하려고 한다. 그러나 인슐린 분비 기능에 문제가 생긴 사람들에게 교감신경의 항진과 항인슐린 호르몬들의 분비량 증가는 스트레스에 효과적으로 대처하기보다 더 큰 스트레스를 만들기도 한다. 교감신경의 활발한 작용과 스트레스는 항인슐린 호르몬 분비를 증가시키고 더불어 혈당을 상승시키기 때문이다. 교감신경과 항인슐린 호르몬과 스트레스는 이처럼 각기 따로가 아니라 한몸처럼 움직인다.

앞에서 인슐린 양의 이상으로 교감신경이 작용하고, 이로 인해 극심한 스트레스와 감정 조절 문제로 정신과 치료까지 필요한 경우를 언급한 것처럼, 인슐린 양의 이상은 단지 스트레스에서만 그치지 않고 여러 질병을 일으킬 수 있다.

이에 대해서는 다음과 같은 도식으로 표현할 수 있다.

스트레스와 교감신경 긴장 ➡ 인슐린 분비 이상(인슐린 주사 사용자의 경우, 인슐린 요구량 변화) ➡ 혈당 이상 ➡ 스트레스 ➡ 교감신경 기능 항진 ➡ 항인슐린 호르몬 증가 ➡ (스트레스 반복, 교감신경과 부교감신경 균형 상실, 인슐린과 항인슐린 호르몬의 균형 상실) ➡ 과립구 증가 / 림프구 감소 ➡ (각종 질병 증상 나타나기 시작) 조직 파괴, 혈관 수축, 혈류 장애 / 면역력 약화 (➡ 합병증 가속화, 암세포 성장)

인슐린 요구량의 변화로 스트레스 상태에 놓이면, 교감신경이 자극되어 부교감신경보다 우위에 있게 되면서 자율신경의 균형이 깨진다. 교감신경이 자극되면 면역계에도 영향을 미친다. 교감신경과 부교감신경으로 이루어진 자율신경의 균형이 깨지면 혈액 내 백혈구의 구성에도 변화가 생긴다.

매크로파지, 과립구, 림프구로 이루어져 있는 백혈구는 자율신경 가운데 교감신경이 우위에 있느냐, 부교감신경이 우위에 있느냐에 따라 구성비가 달라진다. 교감신경이 활발하게 작용하면 과립구 수가 늘어나고 림프구 수가 줄어들며, 부교감신경이 활발하게 작용하면 과립구 수가 줄어들고 림프구 수가 늘어난다. 과립구는 주로 세균을 잡아먹고 림프구는 바이러스를 물리치는 면역력을 갖고 있다.

과립구는 원래 외부에서 들어온 세균을 처리하는 일을 한다. 그런데 과립구가 지나치게 늘어나면 조직을 파괴하고 혈관을 수축시키거나 혈류에 장애를 일으킨다. 이것이 스트레스를 받았을 때 몸에 염증 반응이 나타나고 혈압이 오르는 이유다. 물론 이 염증 반응과 혈압 상승은 인슐린 과다와 인슐린 저항성, 그리고 고혈당으로 인해 더욱 가속된다. 그러므로 이 현상은 적은 인슐린으로 혈당 조절을 잘 하는 당뇨인이나 일반인에 비해 혈당 조절이 잘 되지 않는 당뇨인에게 나타난다.

림프구는 외부 바이러스에 대항해서 우리 몸을 지켜주는 면역을 담당한다. 스트레스로 인해 교감신경이 활발하게 작용하면 과립구가 증가하고 림프구 수가 줄어들어 면역력이 약해진다. 면역력이 약해지면 가볍게는 감기에 잘 걸리고 각종 질병에 취약해진다. 심하면 면역의 반대편에 있는 암세포의 성장을 막지 못한다. 암을 유발하는 물질이 있다고는 하지만, 외부 물질만으로 암세포가 자라지는 않는다. 암은 외부에서 들어오는 게 아니라 내부에서 우리의 면역력이 약해질 때 자라난다.

그렇다고 림프구가 무조건 많다고 면역력이 커지고 몸에 좋은 것은 아니다. 먹기는 잘 먹으면서 움직이지 않는 안락한 생활이 이어지면 부교감신경이 지나치게 발달해 림프구 수도 늘어난다. 그러나 림프구 수가 과립구와의 일정 비율을 유지하지 못하고 많아지면 외부 자극에 대해 과민 반응을 한다. 그래서 알레르기, 천식, 류머티즘 같은 종류의 질환 발생률이 높아진다.

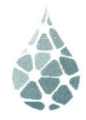

인슐린이 모자랄 때
어떤 일이 벌어지나

영양 과잉 시대의 영양 결핍

현대사회에서는 아무리 생활이 어려워도 대부분 세끼 밥은 먹고산다. 정신적인 장애가 있어서 음식 섭취를 거부하는 경우를 제외하면 풍족하게 먹을 수 있는 환경이다. 먹을 것이 넘쳐날 뿐만 아니라 우리 주변에는 각종 인스턴트 식품을 비롯해 고칼로리 음식으로 가득하다.

먹지 못해 병이 났다는 건 옛말이다. 지금은 오히려 현저하게 줄어든 활동량에 비해 풍족한 음식 환경이 수많은 건강상의 문제를 낳고 있다. 특히 손쉽게 먹는 각종 가공식품은 대부분 영양이 편중되어 있어서 먹지 못해 영양실조에 걸리는 것과 같은 결과를 낳는다. 또한 가공식품에는 수많은 식품첨가물이 들어 있어서 호르몬 교란이 일어난다.

이러한 음식 환경에서 오는 대표적인 폐해가 인슐린 분비 기능의 이상이다. 인슐린 분비 기능에 이상이 나타나면 같은 음식을 먹어도 그렇지 않은 사람처럼 제대로 대사시키지 못한다. 인슐린 분비 기능의 이상은 인슐린이 모자라는 경우와 인슐린이 과도한 경우가 있는데, 먼저 인슐린이 모자라는 경우를 살펴보자.

인슐린이 모자라는 데에는 여러 가지 경우가 있다.

첫째, 섭취한 음식으로 얻은 당을 인슐린으로 모두 처리하기에는 무리가 있는 경우다. 이 경우는 당뇨병 판정을 받은 사람이나 받지 않은 사람 모두에게 해당하는 넓은 범위에서 얘기할 수 있다. 당뇨병으로 진단된 경우는 물론이고, 당뇨병이 아닌 경우에도 자신이 분비할 수 있는 인슐린 분비 능력 이상의 음식을 섭취하거나, 운동을 하지 않아 인슐린 분비 기능에 부담이 될 때가 인슐린이 최대한으로 생산되는 상황이다. 인슐린이 최대한으로 생산되는 상황이란 정상 범위의 혈당을 유지하기 위해 정상적인 경우보다 더 많은 인슐린이 필요한 상황을 말한다. 가까스로 정상 범위의 혈당을 유지하기도 하지만, 간혹 인슐린이 과다 분비되거나 시간이 지남에 따라 당뇨병 전 단계로 접어든다.

둘째, 2형당뇨병이 발병하는 양상을 크게 인슐린 생산 부족과 인슐린 저항성 두 가지로 보았을 때, 인슐린을 생산하는 능력이 부족한 경우다. 이때는 1형당뇨의 경우와 마찬가지로 인슐린 주사요법이 필요할 수도 있다.

셋째, 인슐린 분비 능력이 현저히 떨어지거나 상실된 1형당뇨인의 경우다. 반드시 인슐린 주사요법이 필요하다.

인슐린 용량은 인슐린 분비 능력이 없는 1형당뇨인에게 거의 절대적인 개념에 가깝다. 그러나 인슐린 분비 능력이 정상적인 일반인과 인슐린이 분비는 되지만 기능에 문제가 있는 2형당뇨인에게는 상대적인 개념이다. 일반인과 2형당뇨인에게는 혈당을 조절하는 데 음식과 운동의 비중이 그만큼 크기 때문이다. 가공식품과 고칼로리 식품에서 적정량의 자연식으로 바꾸기만 해도 인슐린의 요구량은 현저히 줄어든다. 즉 음식 섭취 정도에 따라 인슐린 요구량이 변하는 것이다. 이는 운동의 경우도 마찬가지다. 음식과 운동의 변화에 따라 인슐린 분비량이 변할 수 있으므로 상대적이라고 말하는 것이다. 그럼에도 불구하고 인슐린 분비 기능이 부족해 혈당 조절이 어렵다면 인슐린 주사요법을 실시해서 하루빨리 혈당을 안정시켜야 한다.

인슐린 분비 기능에 이상이 없는 일반인은 음식을 만족스럽게 잘 먹고 나면 부교감신경 작용이 활발해진다. 부교감신경의 작용이 활발해져야 소화액이 나와 소화를 돕는다. 또한 인슐린 분비량이 늘어나 섭취한 음식물로부터 얻은 당이라는 에너지를 세포로 실어 나르고 혈당을 조절한다.

인슐린 분비 부족 문제를 겪는 유형의 당뇨인은 혈당 문제 때문에 음식을 줄이더라도 혈당을 조절하는 게 쉽지 않다. 그러므로 정도에 따라서 경구혈당강하제를 복용하거나 인슐린 주사요법을 실시하면서 질 좋은 음식을 충분히 잘 먹어야 영양도 골고루 섭취하면서 혈당도 조절할 수 있다.

잘 먹는 게 도를 지나쳐 고칼로리 음식을 주로 먹거나 과식으로 이어지면 인슐린 분비량이 늘어나 음식에서 얻은 당은 지방세포로 축적된다. 엎친 데 덮쳐 운동까지 하지 않아 근육에서 당을 소비하지 못하면 더 많은 인슐린이 필요한 상태가 된다. 인슐린 분비 능력이 있는 사람에게는 췌장의 부담이 그만큼 더 커지고, 인슐린 분비 능력이 없는 사람에게는 인슐린 주사량이 더 늘어나는 것이다.

이것이 일반적으로 인슐린이 모자라게 되는 환경이다. 이런 환경에서 일반인이나 당뇨병 진단을 받은 사람 모두에게 필요한 것은 인슐린이 많이 필요한 환경을 만들지 않는 것이다. 이것을 가능하게 하는 것은 꾸준한 운동과 자연식, 그리고 스트레스에 대처할 수 있는 유연한 사고다. 여기에 더해 인슐린 분비가 현저히 부족해 혈당 조절에 어려움을 겪는 2형당뇨인과 인슐린 분비 능력이 상실된 1형당뇨인에게 인슐린 주사요법은 필수적이다.

일반인과 2형당뇨인이 상대적인 인슐린 양이 많이 필요한 환경에 놓이고, 1형당뇨인에게 절대적으로 필요한 인슐린 양이 모자라면 혈액 속에 당이 넘친다. 일반인에게서는 인슐린이 과도하게 분비되고, 당뇨인에게서는 고혈당이 나타나는 것이다. 일반인에게서 인슐린이 과도하게 분비되거나 당뇨인이 혈당을 유지하려고 경구혈당강하제의 복용량을 늘리거나 인슐린 용량을 늘리면, 그 많은 당은 지방으로 축적되고 결국 인슐린 민감성이 떨어져 정상 범위의 혈당을 유지하기 위해 더 많은 인슐린이 필요하게 된다.

일반인에게서 인슐린이 과도하게 지속적으로 분비되는 것 자체가 인슐린 저항성이 커질 수 있다는 뜻이다. 인슐린의 과다 분비로 살이 찌고, 인슐린 저항성으로 각종 대사 질환이 발병할 가능성이 높아진다.

같은 환경에서 인슐린이 부족하거나 분비되지 않는 당뇨인의 경우, 약의 증량이 없을 때는 혈중 포도당의 농도가 높아진다. 포도당량에 상응하는 인슐린이 있어야만 우리 몸의 세포에서 이를 이용하거나 저장할 수 있다. 그런데 인슐린이 부족하니 이용도 저장도 못하고 소변으로 내보내고 만다. 먹은 것은 많은데 먹은 대로 이용하지 못하는 사태, 이것이 바로 현대인이 겪는 영양 결핍 상태다.

고혈당으로 인한 문제

'당뇨' 하면 일반적으로 고혈당을 두려워한다. 섭취한 음식에 비해 몸 안에서 그것을 대사할 만한 인슐린이 모자랄 때 나타나는 기본적인 현상이 고혈당이다. 고혈당은 인슐린이 모자라거나 결핍된 경우에도 나타나지만 인슐린이 너무 많아도 나타난다. 이에 대해서는 뒤에서 다루도록 하고, 우선 고혈당이 나타나는 일반적인 상황인 인슐린이 부족한 경우부터 살펴보자.

　기존 한국의 음식 문화는 서양에 비해 육류 등의 단백질과 지방 섭취가 적었다. 인스턴트 식품과 가공식품이 들어온 역사도 짧다. 한국인의 신체는 장구한 세월 동안 채식문화에 적응해왔다. 채식이 위주인 음식 환경에서 인슐린 요구량은 그다지 크지 않았다. 그 결과, 늘어나는 가공식품과 육류의 대량 소비로 인슐린 요구량은 크게 늘었지만, 한국인의 인슐린 분비 능력은 이에 미처 적응하지 못하고 있다. 이로 인해 인슐린 분비 부족, 또는 인슐린 과다 분비 현상을 보이는 유형의 당뇨 인구도 크게 늘었다.

　이 가운데 상당수는, 서양인에게 많이 보이는 비만형 당뇨 유형과 달리 비만하지도 않으면서 인슐린 분비 부족으로 혈당 조절에 어려움을 겪고 있다. 이런 유형의 사람들은 인슐린 분비 기능 저하가 상당한 정도로 진행되고 난 뒤 음식 섭취량을 줄이고 운동을 하더라도 혈당 조절이 쉽지 않다. 인슐린 분비 기능이 남아 있더라도 체내에 들어온 칼로리를 처리하기에는 모자라기 때문이다.

　이런 유형의 당뇨인이 규칙적인 생활을 하면서도 혈당 조절에 어려움을 겪는다면 인슐린 주사요법으로 하루빨리 정상 혈당을 회복해야 합병증 발병 가능성을 낮출 수 있다. 웬만큼 몸으로 버틸 수 있다고 해도 고혈당인 채로 버티면 온몸의 혈관과 신경이 시시각각 망가져 돌이킬 수 없게 된다.

　인슐린 분비가 줄어들거나 적절한 양에 못 미치는 인슐린을 투여하는 경우처럼 몸 안에 인슐린이 적으면 혈액 내 당을 이용하지 못해 고혈당 상태가 된다. 어떤 원인으로든 고혈당 상태가 지속되면 혈액 삼투압이 올라가고, 이로 인해 삼투압성 이뇨 작용이 일어나 다량의 수분과 전해질이 소변으로 배출된다. 그래서 탈수 현상과 전해질의 불균형이 초래되어 심한 갈증과 피로, 무기력증, 공복감을 느끼고 체중은 줄어든다. 굶주린 세포의 허기를 달래기 위해 본능적으로 먹을 것에 더 집착하게 된다. 또 고혈당 상태가 지속되면 근육과 기타 다른 조직에서 지방을 분해해 혈중 유리지방산 농도가 증가한다. 유리지방산이 증가하면 간에서 포도당 생산이 많아진다. 지방 분해가 증가하면 글리세롤도 증가해서 간에서의 포도당 생산은 더 늘어나 고혈당이 더 심해지는 악순환이 이어진다. 이 상태를 방치하면 당뇨병성 케톤산증으로 이어지고, 케톤산증을 방치하면 혼수 상태에 빠지며, 심하면 사망에 이르기도 한다. 이런 상태가 장기화되면 신경 합병증과 뇌졸중, 심장마비, 심근경색, 당뇨망막증, 신장 질환 등 온갖 혈관 합병증이 동반된다.

이처럼 우리 몸에 반드시 필요한 인슐린이라는 호르몬이 없거나 부족하면 고혈당뿐만 아니라 온몸의 혈관과 신경이 망가진다. 호르몬 하나 부족한 것 때문에 호르몬 사이의 균형이 깨지는 것과 동시에 교감신경과 부교감신경이라는 자율신경의 균형도 깨지고, 자율신경의 균형이 깨지면 각종 질병이 종잡을 수 없게 생겨난다.

인슐린 분비 능력이 상실된 1형당뇨인은 인슐린 주사를 맞지 않으면 살 수 없으므로 살기 위해서라도 인슐린 주사요법을 실행한다. 그런데 문제는 1형당뇨 인구보다 훨씬 많은 인슐린 주사요법이 필요한 2형당뇨인들이다. 2형당뇨인 가운데서도 인슐린 저항성이 있는 경우 말고, 인슐린 분비가 부족한 사람들 가운데 인슐린 요법 실시로 하루빨리 혈당을 조절해야 하는 사람들이 있다. 이들 중에는 인슐린 치료를 시작하는 사람보다 인슐린 주사 맞는 것을 회피하는 사람이 무척 많다.

상황을 회피한다고 해서 현실이 바뀌지는 않는다. 회피하면 할수록 호미로 막을 수 있는 일을 가래로 막는 일이 생긴다. 회피하는 동안 합병증이 자라나면 가래로도 막기 힘들다. 그러므로 회피하기보다 현실을 있는 그대로 받아들여야만 건강을 지킬 수 있다.

현실을 받아들여야 한다는 말이 마치 거창한 현실 앞에 놓여 있는 것처럼 들릴지 모르지만, 사실 별것 아니다. 인슐린 주사가 필요한 사람들이 인슐린을 맞아야 하는 이유는 간단하다. 꼭 필요한 호르몬 하나가 모자라니 그것을 보충해서 호르몬들 사이의 균형을 되찾고 건강을 회복하자는 것뿐이다.

인슐린이 결핍된 1형당뇨인들은 인슐린 주사가 생명과 직결되기 때문에 주사를 맞고 혈당을 관리하고 이와 함께 합병증도 관리한다. 그런데 인슐린 분비가 부족한 유형의 2형당뇨인들은 당장 인슐린 주사를 맞지 않아도 버틸 만하다고 생각해서 '약간'이라고 여겨지는 고혈당이 지속적으로 유지된다. 그렇기 때문에 혈관과 신경이 야금야금 좀먹듯 상하다가 갑작스런 순간에 합병증 진단을 받는 일이 많은 것이다.

이들처럼 인슐린 주사가 필요한데 굳이 인슐린 주사를 맞지 않으려는 이유는 무엇일까. 주사 바늘이 무서워서? 그렇다면 주사보조기구 등을 사용하는 것도 도움이 된다. 당뇨병이 있는 어린아이들도 매일 혼자서 잘 맞는다. 인슐린 주사를 맞는 것이 치료해볼 것 다해보다가 마지막에 하는 최후의 수단 같아서? 최후의 수단이 아니라 최선의 수단이라는 사실은 이미 밝혀졌다. 건강할 수 있는 길이 있는데 그 길을 택하지 않는 이유는 무엇인지 생각해볼 일이다.

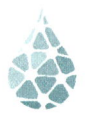

인슐린 분비량이나
주사량이 많으면

인슐린 과다는 인슐린 부족과 같은 결과를 낳는다

인슐린 분비나 인슐린 주사량이 적정량을 넘어서 과도해질 때 두 가지 현상이 나타날 수 있다. 지방 축적으로 인한 인슐린 저항성, 또는 이상 혈당이다. 인슐린 저항성이 생기면 정상 범위의 혈당을 유지하기 위해 인슐린 저항성이 없을 때보다 훨씬 많은 인슐린이 필요하고 고혈당이 나타나기 쉽다. 이상 혈당은 저혈당, 또는 고혈당이라는 두 가지 양상으로 나타나기 때문에 인슐린 저항성과 이상 혈당, 이 두 가지 현상은 개별적으로 나타날 수도 있고 동시에 나타날 수도 있다.

당뇨 인구의 대부분을 차지하는 2형당뇨의 경우, 인슐린 분비가 부족한 유형의 사람들이 있는 한편, 인슐린 저항성을 겪었거나 겪는 사람들도 있다.

당을 에너지로 이용하기 위해서는 인슐린이 필요하다. 인슐린이 당을 세포 속으로 끌고 들어가는 역할을 하기 때문이다. 인슐린이 이 역할을 하려면 세포에 있는 인슐린 수용체가 인슐린과 당을 받아들여야 한다. 몸 속에 당이 많아지면 인슐린도 그만큼 많이 분비되거나 인슐린 분비 능력이 없는 사람들의 경우에는 인슐린 주사량을 늘려야 한다.

그러나 인슐린 양이 필요 이상 많다면 저혈당이 되고 이 상태가 지속되면 생명까지 위태로워질 것이다. 이런 사태를 막기 위해 우리 몸에서는 지속적으로 혈중 인슐린 양이 너무 많을 때 이를 받아들이는 인슐린 수용체의 수를 줄여버린다. 인슐린이 너무 많이 분비되거나 인슐린 주사량이 아주 많은 상태가 지속되면 지방 축적은 많아지면서 인슐린이 제 기능을 못하는 상태가 되는 것이다. 이것이 바로 인슐린 저항성이다. 인슐린 저항성이 생기면 인슐린이 충분한데도 인슐린이 모자란 것처럼 당을 이용하지 못해 고혈당이 나타난다.

이렇게 생긴 고혈당은 앞서 언급한 고혈당으로 인한 문제를 똑같이 겪게 되는데, 인슐린이 모자란 경우 못지않게 인슐린 저항성 때문에 생기는 문제들은 넘치는 당, 남아도는 인슐린, 높은 콜레스테롤 수치, 고지혈증, 비만 등으로 인해 대사질환을 비롯한 혈관 합병증을 재촉할 가능성이 매우 높다.

여기서 우리는 인슐린 저항성에 대해 재고할 필요가 있다. 인슐린 주사를 적정량 이상으로 많이 맞는 사람들 가운데 음식 관리나 운동 관리가 안 돼서 인슐린 용량을 계속 늘려도 혈당이 조절되지 않는 '눈에 띄는' 현상만 인슐린 저항성이 아니다. 더 근본적이고 넓은 의미에서 보면, 인슐린 저항성은 눈에 띄지 않더라도 정상 범위의 혈당을 유지하는 데 음식 관리와 운동 관리를 소홀히 하고 대신 인슐린 주사에 대한 의존도가 클 때 나타나는 인슐린 민감성의 둔화에서부터 시작한다고 볼 수 있다.

이 점은 당뇨병 전 단계거나 아직 인슐린 치료를 시작하지 않은 사람들에게서는 눈으로 확인하기가 쉽지는 않지만, 인슐린 주사를 사용하는 사람들에게서는 인슐린 주사량을 통해 쉽게 발견할 수 있는 현상이다. 음식 관리와 운동에 소홀한 채 인슐린에 대한 의존도가 커지면 체지방량이 늘어나고 인슐린 민감성이 떨어지면서 정상 범위의 혈당을 유지하기 위한 인슐린 용량이 늘어날 뿐만 아니라 혈당의 기복이 커지는 불안정한 혈당 상태가 나타난다. 이처럼 인슐린 민감성이 떨어지기 시작하는 단계가 곧 인슐린 저항성으로 연결되는 시점이라고 보는 것이 타당할 것이다.

인슐린이 반드시 필요한 상태에서 인슐린 주사만 믿고 생활의 균형을 잃은 채 인슐린을 제대로 사용하지 못하면 이로부터 생기는 문제들을 감당하기 어려워진다. 인슐린이라는 호르몬은 트랜스지방산, 중성지방, 콜레스테롤, 각종 스트레스 물질들을 없애주지 못한다. 인슐린이 과도해지면 다른 호르몬들과의 균형은 물론이고 교감신경과 부교감신경의 균형이 깨져 자율신경에 이상이 찾아오며, 비만을 촉진하고, 유해물질들의 축적을 도와 혈관 건강을 망가뜨려 대사질환과 각종 질병을 재촉한다.

인슐린 저항성 단계까지 가기 전에는 몸에 인슐린이 많으면 저혈당이 나타날 수도 있다. 물론 인슐린 저항성을 갖고 있고 관리를 하지 않는 2형당뇨인에게 저혈당이 관찰되는 일은 드물지만, 당뇨 전 단계에 있는 사람과 혈당강하제를 복용하면서 혈당 조절이 어느 정도 되는 사람에게서는 체내 인슐린이 많을 때 저혈당이 나타나기도 한다. 특히 인슐린 주사를 과다 투여하는 사람에게 저혈당은 흔한 일이다.

일반인의 경우, 생활이 불규칙하거나 식사를 거르거나 잘못된 다이어트를 할 때 저혈당이 나타나기도 한다. 기본적으로 분비되는 인슐린이 있는데 식사량과 활동량 등에 비해 상대적으로 체내 인슐린 양이 많기 때문이다.

인슐린이 과다 분비된다는 것은 인슐린종 같은 특수한 경우가 아니고서는 대개 인슐린이 많이 필요한 환경에 놓여 있다는 것을 의미한다. 지속적으로 과식하고 운동하지 않는 경우에만 인슐린이 과다 분비되는 것은 아니다. 어떤 사람들의 경우에는 지속적인 스트레스에 적절히 대처하지 못해 교감신경이 지나치게 활성화되어 스트레스 호르몬이 과도하게 분비되기도 한다. 이 경우에도 올라가는 혈당을 내리려고 인슐린 분비가 지속적으로 많아진다. 결국 인슐린이 많이 필요한 요인에는 음식, 운동, 스트레스가 모두 작용하는 것이다.

인슐린 주사 사용자들은 인위적으로 인슐린 용량을 조절하기 때문에 인슐린 용량을 늘리거나 줄임으로써 쉽게 혈당을 조절할 수 있을 거라고 생각한다. 그러나 컴퓨터보다 정교한 인체의 능력을 인위적인 인슐린 주사와 짧은 생각으로 따라가기란 무척 어렵다.

예를 들어, 인슐린 용량을 늘리면 혈당이 내려갈 것이라고 착각하는 일이 비일비재하다. 인슐린 용량을 늘리면 혈당이 내려가는 것은 상식이지만, 인슐린 용량이 아주 많다면 일시적으로 혈당이 내려가기는 해도 필요한 양보다 약간 많은 경우에는 항인슐린 호르몬의 작용으로 고혈당이 나타난다. 그래서 혈당을 낮추겠다는 욕심으로 자꾸 인슐린 주사의 용량을 늘리면 글루카곤, 아드레날린, 코르티솔 등의 항인슐린 호르몬의 작용으로 오히려 고혈당이 되므로 이때는 인슐린 주사량을 줄여야 혈당의 안정을 기대할 수 있다.

이런 현상은 저혈당 반동 현상으로도 설명되지만 하루 전체의 혈당으로도 관찰된다. 인슐린 주사를 필요 이상 맞아서 생기는 이상 혈당은 인슐린 저항성이 있는 사람들에게서 나타나는 현상을 극단적으로 보여준다. 아침부터 저녁까지 활동하는 시간 동안 혈당을 관찰하고 혈당에 따라서 인슐린 주사로 혈당을 조절하는 경우를 보자.

만약 낮 동안 인슐린 주사로 혈당을 안정적으로 조절했다고 하더라도 먹는 양이 많고 움직임이 적었다면 그만큼 활동으로 당을 소비하지 못했기 때문에 당을 지방세포와 간에 축적했다는 뜻이다. 축적된 당은 저절로 사라지지 않고 간에 글리코겐의 형태로 저장된다. 밤에 성장호르몬 분비량이 늘어나거나 아침이 되어 교감신경이 작용하면서 코르티솔 분비가 늘어나면 간에 저장되어 있던 글리코겐이 글루코오스로 전환되어 혈액 내로 방출되면서 혈당이 올라간다.

어떤 사람은 먹는 게 많지 않다고 말하기도 하지만 인슐린 용량이 많기 때문에 저혈당에 빠지지 않고 정상 범위의 혈당을 유지하려면 먹지 않을 수가 없다. 일정 기간 지켜보면 음식 섭취량과 운동량, 인슐린 용량이 적절하지 않음을 확인할 수 있다.

인슐린 저항성이 있는 2형당뇨인의 경우에도 인슐린 주사를 필요 이상 사용하는 사람의 경우와 같은 현상이 나타난다. 낮 동안 정상 혈당을 유지하기 위해 과다 분비되는 인슐린 때문에 당과 지방의 축적이 늘어나는 데다 인슐린 저항성 때문에 인슐린의 작용이 제대로 이루어지지 않기 때문이다.

혈당의 안정을 깨뜨리는 저혈당

인슐린 분비 기능에 문제가 나타나면 정상 범위의 혈당을 유지하기 어려워진다. 초기 고혈당을 극복하고 나면 혈당을 관리하는 과정에서 저혈당이라는 복병이 등장할 수 있다. 대개 경구혈당강하제나 인슐린 주사로 관리하면서 나타나기 쉬운 저혈당은 이들 약물의 용량과 섭취한 음식 내용, 운동량, 심리 상태 등과의 균형이 맞지 않을 때 나타난다. 주로 혈당에 영향을 미치는 다른 요인들에 비해 상대적으로 약물이 많을 때 나타난다.

저혈당은 급성 합병증으로 공복감, 떨림, 불안, 예민함, 식은땀, 시야

흐림, 초점 이상에서부터 발작, 의식불명, 사망에 이르기까지 다양한 증상이 나타나며 위급 상황을 불러올 수 있다. 인슐린의 도움 없이 당을 에너지로 사용하는 뇌세포와 신경세포는, 인슐린이 과도하거나 지나친 운동으로 몸 속의 당이 소진되어 더 이상 당을 쓸 수 없게 되면 파괴되기 시작한다.

인슐린 분비 기능에 이상이 생긴 사람이 경구혈당강하제나 인슐린 주사로 혈당을 관리하면서 목표 혈당을 지나치게 타이트하게 설정해서 관리하면 저혈당이 나타날 확률이 높아진다. 특히 같은 인슐린 주사로 관리하더라도 2형당뇨인은 비교적 타이트한 혈당 관리가 가능하나, 1형당뇨인의 경우에는 혈당의 기복이 커서 저혈당이 순식간에 나타나기도 한다. 그러므로 목표 혈당을 여유 있게 설정하고 저혈당 없이 안정적인 혈당을 유지하는 것이 인슐린 주사로 혈당을 관리하는 사람들의 혈당 관리 목표가 되어야 한다.

혈당을 관리하는 과정에서 일단 저혈당이 나타나고 나면 아주 능숙한 사람이 아니면 저혈당에 이어 고혈당이 나타나고 혈당의 추이가 불안정해진다. 1장에서 설명한 것처럼 저혈당이 나타나면 우리 몸에서는 자동적으로 정상 범위의 혈당을 회복하려는 시도를 한다. 글루카곤, 성장호르몬, 코르티솔, 아드레날린 등의 항인슐린 호르몬의 분비량을 늘리는 것이다.

당뇨병이 없는 사람들은 이 호르몬들의 균형이 정상 범위의 혈당을 유지하는 선에서 이루어지지만, 인슐린 분비 기능이 약하거나 상실된 사람들은 항인슐린 호르몬의 분비로 고혈당이 되기 쉽다. 특히 인슐린 분비 기능이 상실되어 있으면서 인슐린 주사로 혈당을 관리하는 경우에는 몸에 투여된 인슐린의 용량과 작용이 일정하게 제한되어 있어 항인슐린 호르몬 분비 증가로 올라간 혈당을 내릴 방법이 마땅치 않다. 올라간 혈당 상태에 따라 심한 고혈당일 때는 인슐린 주사를 추가해야 하고, 그리 심하지 않을 때는 정도에 따라 운동이나 마사지, 온욕 등을 할 수 있으며, 때로는 간식을 생략해야 할 때도 있다.

저혈당 반동 현상은 반동 정도에 따라 정상 범위의 혈당까지 도달할 수도 있고, 약한 고혈당 내지 심한 고혈당이 될 수도 있다. 저혈당 반동 현상의 반동 정도는 체내에 존재하는 인슐린의 양, 인슐린 약효의 발현 정도와 시간, 항인슐린 호르몬의 분비량, 생체리듬에 있어서 호르몬이 분비되는 주요 시간대, 섭취한 음식의 종류, 이전 음식 섭취로 인해 간에 축적된 당의 양, 간 기능, 운동 정도, 심리 상태 등 다양한 요인에 따라 달라진다.

저혈당이 나타났다는 것은 혈당 유지 차원에서 혈당을 내리는 호르몬인 인슐린과 혈당을 올리는 항인슐린 호르몬들 사이의 균형이 깨졌음을 의미한다. 한쪽으로 기울어진 혈당을 정상 범위의 혈당으로 끌어올리는 과정에서 마치 시소처럼 반대편 혈당으로 기울어지기도 하는 것이다.

저혈당을 간식 등으로 미리 막지 못하면 고혈당이 나타날 수 있고, 저혈당 반동 현상으로 인한 고혈당이 나타났을 때 혈당 상태에 따라 적절하게 대처하지 못하면 고혈당 상태가 지속되거나 또다시 저혈당이 나타날 수도 있다. 고혈당 대처시 인슐린 주사, 특히 초속효성 인슐린을 주로 사용하는데 이를 적정량 이상 사용하면 당장의 혈당 강하로 정상 범위의 혈당을 회복하는 데서 끝나지 않고, 약효 발현 시간이 짧음에도 불구하고 남아 있는 약효 지속 시간과 기저 인슐린의 약효와 맞물려 또다시 저혈당을 겪을 수도 있다. 이처럼 저혈당이 나타나면 이어 고혈당이 나타날 수 있고, 고혈당 대처 미숙으로 이후 고혈당이 지속되거나 저혈당이 다시 나타날 수 있으며, 이 과정이 되풀이될 수도 있다.

저혈당은 주로 섭취한 음식이 부족하거나, 운동량이 많았거나, 인슐린 주사량이 많을 때 나타난다. 특히 인슐린 주사요법을 시행하면서 적극적인 정도를 지나쳐 주로 인슐린 주사에 혈당 조절을 의존하면 인슐린 주사량이 많을 때는 혈당이 더욱 불안정해진다.

저혈당은 혈당의 안정뿐 아니라 심리 안정과 건강 요소의 균형까지 깨뜨린다. 저혈당으로 인해 분비량이 늘어나는 항인슐린 호르몬 가운데 코르티솔이나 아드레날린은 심리 상태에 큰 영향을 끼치고, 교감신경이 과도하게 긴장하여 자율신경의 균형이 깨지면서 다양한 건강 이상의 징후들이 나타나기 시작한다.

인슐린 과다와 다른 호르몬들

인슐린은 당을 간과 지방세포 등에 저장한다. 그렇다면 소비되지 못하고 저장된 당은 어떻게 될까. 언제라도 기회만 되면 저장되어 있던 당은 다시 혈관으로 나와 혈당을 올린다. 그 기회가 언제일까. 앞서 살펴본 것처럼 인슐린이 많아 저혈당이 되려 할 때, 그리고 항인슐린 호르몬들이 저장된 당이 혈관으로 나오도록 신호를 보낼 때다.

저혈당을 자주 겪는 인슐린 주사 사용자들의 몸에서는 대개 저혈당에 빠졌을 때 몸을 정상 상태로 되돌리기 위해 글루카곤이나 아드레날린, 성장호르몬 같은 항인슐린 호르몬이 분비되어 혈당을 올리는 작용이 일어난다. 목숨을 유지하기 위한 필사적인 노력이다. 그러나 이것도 혈당을 올리는 호르몬들이 정상적으로 작동할 때의 얘기다. 일반적으로 저혈당에 빠졌을 때는 주스나 꿀물을 마시고 잠시 기다리면 회복할 수 있다.

조치를 취하고도 회복하기 어려운 경우도 있다. 인슐린 주사를 맞는 사람들 가운데는 설탕물을 대접으로 마셔도 저혈당에서 벗어나지 못해 결국 응급실을 찾는 예가 종종 있다. 이는 평소 심한 저혈당에 빈번하게 노출된 결과다. 인슐린 주사를 사용하면 저혈당에 쉽게 노출될 수 있다. 당사자가 혈당 측정을 자주 하고 관리를 하면 되지만, 그럼에도 불구하고 그토록 심한 저혈당이 자주 나타나는 가장 큰 이유는 인슐린 주사 용량이 너무 많기 때문이다. 그 가운데서도 혼합형 인슐린이나 중간형 인슐린을 하루 두 번 사용하면 심한 저혈당을 자주 겪는다.

저혈당이 잦으면 그만큼 우리 몸은 긴장 상태에 빠진다. 교감신경 긴장 상태로 글루카곤이나 아드레날린, 성장호르몬 등의 항인슐린 호르몬 분비가 늘어난다. 그런데 저혈당이 장기간 반복되면 항인슐린 호르몬이 분비되어야 할 때 제대로 분비되지 못해 혈당을 올릴 수 없다. 이것은 마치 과식이나 운동 부족으로 체내 인슐린이 과도하게 분비되다가 무리가 되어 점점 인슐린 분비 기능이 떨어져 혈당이 올라가는 것과 같은 현상이다.

우리 몸을 무리하게 사용하면서 언제까지나 튼튼하기를 바라는 것은 무리다. 마찬가지로 우리 몸의 각 장기도 중노동에 시달리지 않고 무리하지 않아야 제 역할을 다할 수 있다. 힘든 일을 하면 지치듯, 우리 몸의 장기도 중노동을 하면 수명이 짧아진다.

장기간 인슐린이 과다 분비될 때의 결과를 도식화하면 다음과 같다.

인슐린 과다 ➡ 항인슐린 호르몬 과다 ➡ 인슐린 · 항인슐린 호르몬 부족

호르몬의 종류는 다양하고 각기 하는 역할도 다르지만 우리 몸에서 어느 것 하나 유기적으로 연관되어 있지 않은 것이 없다. 인슐린 분비 기능 한 가지에 이상이 생겼더라도 결국 다른 호르몬의 역할에도 지장이 초래되는 것이다.

일반인으로서 인슐린 분비 기능이 멀쩡하거나 2형당뇨인으로서 아직 인슐린 분비 기능이 남아 있을 때 인슐린이 많이 필요한 상황이 반

복적으로 만들어지면 결국 인슐린과 항인슐린 호르몬 모두 작용하는 데 문제가 생긴다. 물론 인슐린 분비 기능이 없는 당뇨인이 인슐린 주사를 과도하게 맞을 때도 항인슐린 호르몬 분비에 이상이 생긴다. 인슐린이 많아지면 항인슐린 호르몬들의 분비도 많아지는 것이다.

지속적으로 인슐린을 과도하게 분비하다가 췌장의 인슐린 생산 기능에 한계가 와서 당뇨병으로 발전하는 것처럼, 항인슐린 호르몬이 과도하게 분비되면 췌장의 인슐린 분비 기능에 한계가 온 것과 마찬가지의 문제가 생긴다. 인슐린 주사를 과도하게 투여하는 경우도 마찬가지다. 하나의 호르몬으로 인해 몸 전체의 균형이 깨질 수 있는 것이다. 우리가 일상에서 사용하는 제품에 유효기간이 있듯이 생명 현상을 이어가는 우리 몸의 장기에도 유효기간, 즉 수명이 있다.

더구나 항인슐린 호르몬들이 과다 분비될 때 부작용이 없는 것도 아니다. 아드레날린 분비가 늘어나면 화를 잘 내거나 우울증을 겪기 쉽다. 코르티솔 분비가 늘어나면 근육 마비, 대사 장애, 비만 등이 나타나고 성호르몬을 감소시켜 성욕 감퇴, 발기부전 등의 성 기능 장애, 불임, 유산, 생리불순, 골다공증 등이 나타날 수 있다. 또 갑상선 호르몬의 분비가 많아지면 갑상선 기능 항진, 또는 기능 저하가 나타날 수 있다. 아드레날린 분비가 많아지다가 분비되지 않으면 저혈당에 대처할 수 없고 스트레스에 대한 저항력이 사라져 목숨을 잃을 수도 있다.

성장호르몬은 유아기와 십대 초반에 왕성하게 분비되면서 성장을 돕지만 이때가 지나도 평생 분비되면서 물질대사를 촉진한다. 그런데 잦은 저혈당으로 인해 이 성장호르몬이 과도하게 분비되다가 나중에 분비가 제대로 안 되면 심한 저혈당을 겪을 뿐만 아니라, 쉽게 지방이 축적되고, 갑상선 기능이 저하되고, 우울증을 겪을 수 있다. 그리고 성 기능이 감소하고 신장 기능이 떨어진다.

코르티솔도 아드레날린처럼 스트레스 상황에서 인체가 대응할 수 있도록 하는데, 잦은 저혈당으로 나중에 코르티솔이 분비되지 않으면 간에서 아미노산이 당으로 전환되는 것을 촉진하는 역할을 하지 못함으로써 저혈당에 대처하지 못하고, 지방 조직에서 지방을 동원하지 못해 에너지를 얻기 힘들고, 단백질 합성을 억제하고 분해를 촉진하는 기능을 못하게 돼 염증이 생겨도 억제하지 못한다.

어느 한 가지 호르몬이라도 모자라거나 넘치면 병으로 이어질 수 있다. 그 가운데 호르몬 균형의 첫 단추가 되는 인슐린이 과도하게 사용되지 않도록 무리한 생활을 삼가는 것이 무엇보다 중요하다. 쉽게 장담할 수 없는 것 한 가지가 있다면 바로 건강이다. 자만하지 않고 겸손한 사람만이 내 몸을 유리공 다루듯 조심조심 다룰 수 있을 것이다.

뭐니 뭐니 해도 인슐린을 과도하게 사용하지 않도록 운동과 음식 섭취에 신경 쓰고 평소 혈당 측정을 자주 해서 저혈당을 미리 방지하는 길이 최선이다.

3

인슐린 분비 기능과 작용을 망치는 것들

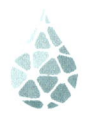

마음의 병

소통의 단절과
부정적인 상태에 놓인 감정

우리는 어딘가 아파 병원에 가면 의사로부터 심인성이라거나 스트레스가 원인이라는 말을 종종 듣는다. 아픈 사람의 입장에서는 속 시원하게 명확한 답변을 듣고 싶은데 스트레스 때문이라고 하면 의사가 병의 원인을 정확히 모르는 건 아닐까 의심하기도 한다.

그러나 수많은 질병은 스트레스와 밀접한 관련이 있다. 이와 마찬가지로 인슐린 요구량 역시 심리와 관련이 깊다. 2장에서 인슐린 양의 이상이 감정에 영향을 끼칠 수 있다고 한 것처럼, 감정 상태 또한 인슐린 요구량에 변화를 가져온다.

많은 사람들이 혈당 문제를 거론할 때 가장 먼저 해결책으로 생각하거나 대답을 듣고 싶어하는 문제는 약에 관한 것이다. 경구혈당강하제를 복용하거나 인슐린 주사를 사용하면 즉각적으로 효과를 볼 수 있다고 믿기 때문이다. 물론 즉각적인 면도 있지만 아닌 경우도 있다.

그다음에 생각하는 문제가 음식에 대한 것이다. 당뇨병에 관한 기본 지식이 없는 사람은 당뇨병에 좋다는 음식을 찾고, 기본 지식이 조금이라도 있는 사람은 혈당에 영향을 덜 끼치는 음식을 찾는다. 많은 사람들이 여기까지 신경 쓴다.

좀 더 생각하는 사람들은 약과 음식에 이어 운동을 염두에 둔다. 운동을 해본 사람과 안 한 사람은 혈당 관리 결과가 판이하게 다르기 때문에 운동을 하지 않은 사람은 생각만으로 그치기 쉽고 운동의 효과를 본 사람들은 혈당 조절 항목에서 운동을 빠뜨리지 않는다. 대부분 여기까지 생각한다.

여기서 좀 더 나아가 세심하고 지성적인 사람들은 혈당 관리에 심리적인 문제를 고려한다. 그러나 심리적인 문제까지 고려하는 사람들은 흔치 않다. 있다고 해도 외면하고 싶어하는 경우가 많다. 마음을 숫자로 나타내거나 공식으로 풀이할 수 있다면 문제가 얼마나 쉬워질까. 혈당을 관리하는 데 심리적인 면은 매우 중요하지만 보이지 않기 때문에 간과하기 쉽다.

그러나 보이지 않고 정량화할 수 없어도 심리적인 이유로 나타나는 혈당 결과는 너무도 확실해서 눈으로 확인할 수 있다. 실제로 스트레스 때문에 일어나는 사례를 보자. 과자를 먹으면 혈당이 올라갈까? 라고 묻는다면 '그렇다'고 답할 수 있다. 반면 과자를 먹지 않으면 혈당이 안 올라갈까? 라는 질문에는 '그렇다'고도 '그렇지 않다'고도 답할 수 없다.

만약 과자가 너무 먹고 싶은데 눈앞에서 다른 사람이 과자를 먹는 것을 보면 과자를 입에 대지 않았음에도 혈당은 솟구친다. 과자를 좋아하지 않는다면 혈당에 별 영향이 없다. 이렇게 확실하게 혈당과 관련이 깊은 심리 상태는 의식하든 의식하지 못하든 하루 종일 지속적으로 교감신경과 부교감신경을 번갈아가며 자극하기 때문에 혈당 관리에 어떤 요소 못지않게 중요하다. 그래서 마음을 바라보고 다스리는 의식적인 훈련이 필요하다.

이렇게 혈당에 부정적인 영향을 미치는 스트레스는 단지 스트레스라고 말하면 실체를 들여다보기에 부족한 면이 있다. 스트레스라는 명칭에는 객관적인 심리 상태만 담겨 있을 뿐, 주관적인 발생 원인은 배제되어 있어 해결 방법을 모색하는 등의 적극적인 행동이 뒤따르기 어렵다. 그래서 스트레스에 대해 좀 더 진지하게 접근해야 한다.

스스로 생각하기에 자신이 게으르다고 생각하는가? 아무리 성격이 느긋하다 할지라도 게으름 때문에 약속을 지켜야 하는 순간에 직면하거나 해야 할 일을 끝마쳐야 할 시점에는 더 이상 느긋하기 힘들다. 더 이상 느긋하기 힘들 때, 부교감신경의 지배를 받던 몸은 순식간에 교감신경의 지배를 받는다. 마냥 편한 것을 좋아해서 부교감신경이 지나치게 발달해 있는 사람은 사소한 자극에도 쉽게 자극을 받아 교감신경의 영향하에 놓인다. 물론 교감신경이 긴장한 상태에서는 혈당이 올라가거나 올라간 혈당이 잘 내려가지 않는다. 만약 약속 시간이 임박했는데도 늘 느긋하다면 결국 그 사람은 자신의 삶을 성공으로 이끌기 힘들 것이다. 이로 인해 나머지 삶은 긴장의 연속이 될 확률이 높다. 느긋한 데에도 한계가 필요하다.

정신없이 바쁘게 살고 있는가? 바쁘지 않은 사람이 없을 정도로 정신없는 세상인 것은 사실인 것 같다. 그러나 그 속을 들여다보면 일이 많아서 바쁘기도 하겠지만, 그보다는 정리되지 않은 마음 때문에 정신없이 바쁘게 느껴지는 경우가 많다. 하고 싶은 일과 할 수 있는 일의 구분이 안 되어 있는 경우도 여기에 속한다. 이렇게 되면 선택에 어려움을 겪거나 이리저리 일에 치이는 상황이 벌어진다. 이럴 땐 일에 우선순위가 필요하다. 우선순위를 정한 뒤 선택할 것은 선택하고 버릴 것은 버리면 좀 더 단순해질 수 있다.

주변에서 '매우 성실한 사람'이라는 평가를 듣는가? 너무 일을 열심히 해서 피로가 누적되어 있는가? 성실함은 기본적으로 좋은 태도다. 그러나 성실함이 항상 좋은 것만은 아니다. 요즘처럼 치열한 세상에서 살아남기 위해 지나칠 정도로 성실하다면, 이때의 성실함은 과로로 이어지기 십상이다. 자발적으로 일하고 일을 즐길 수 없다면 더욱 그렇다. 일벌레가 되면 승진하기 쉽고, 높은 성취가 따를지는 모르지만, 그 대가로 값진 것을 희생하는 일이 생길 수도 있다.

성격이 불같고 급한가? 원리원칙만 따지는가? 자기 주장만 내세우는 고집불통인가? 독단에 빠져 있는가? 타인을 배려하지 못하는 이기적인 사람인가? 익숙한 것에만 매달려 있고 변화와 새로운 것을 받아들이기 힘든가? 스트레스는 실연을 당했거나 사고를 당하는 등의 외부적인 사건으로도 생기지만, 앞에서 언급한 이런 성향들이라면 스트레스를 피할 수 없고 다스리는 것도 어렵다.

스트레스는 성격 탓에 혼자 열을 올리다가 생기기도 하지만, 급하고 이기적이고 아집이 있다면 다른 사람과의 소통이 원활하지 못해 더욱 커질 수 있다. 소통이 안되면 고립 상태에 놓이고 병이 있는 사람은 관리가 더욱 어려워진다. 사람에게는 자신을 알아주고 이해해주고 사랑해주고 소통할 누군가가 필요하다. 이것이 이루어지지 않을 때 나타날 수 있는 현상 하나가 '나 아프고 싶어요'다. 아프지 않던 사람에게 실제로 통증이 일어나기도 한다. 병이 있는 사람은 무의식중에 '나 계속 아플 거예요'라며 병을 계속 달고 있으려는 경우도 있다. 적어도 아프다고 할 때는 누군가의 관심이나 보살핌을 조금이라도 받을 수 있기 때문이다.

그러나 이런 심리 상태는 길게 보았을 때 결코 도움이 되지 않는다. 오히려 병을 키울 뿐이다. 부정적인 마음 상태에서는 병, 불행, 그밖의 부정적인 것들에 집착하기 쉽다. 벗어나려고 하면서도 동시에 붙잡으려는 문제를 해결하고자 마음만 먹는다면 문제로부터 좀 더 자유로워 질 수 있다. 문제를 해결하고 싶다면 답도 찾을 수 있다. 때로는 그 답이 바로 눈앞에, 손안에 있는 경우도 있다. 단지 움켜잡기만 하면 된다. 혹시라도 무의식중에 병이나 불행 등 부정적인 무엇을 붙잡고 있다면, 해결 방법을 실천해야 하는 이유를 생각하기 전에, 실천하지 않아야 할 이유가 있는지 진지하게 생각해봤으면 좋겠다. 해답을 알면서도 불행한 결론에 이르는 길을 선택하는 이유는 무엇인지 말이다.

많은 사람들이 어떤 병이 시작되면 "누군 병에 걸리고 싶어서 걸렸나?"라고 말한다. 물론 병에 걸리고 싶어서 걸린 사람은 없을 것이다. 그러나 불의의 사고나 외부적인 요인으로 병이 생긴 것이 아니라면 무의식에서 병을 초대했는지도 모른다.

병이 이미 생긴 다음에도 마찬가지다. 가족, 또는 가까운 타인과의 관계가 원활하지 못하고 부정적인 감정 상태에 있는 사람들 가운데는 몸을 괴롭히는 생활을 스스로 선택하는 이도 있다. 이런 상태는 의식적으로 이루어지기도 하고 무의식적으로 이루어지기도 한다. 예를 들어, 스트레스를 받거나 불안하면 교감신경이 항진되어 긴장을 풀기 위해 과식을 하기 쉽다. 불안, 긴장의 정도가 심하면 심할수록 더 많이 먹게 된다. 먹고 나면 부교감신경이 작동하므로 먹는 것을 통해 스트레스를 풀고 안정을 찾으려는 것이다.

이런 행동이 건강에 바람직하지 않다는 사실은 잘 알고 있을 것이다. 그래서 과식하지 않고 소식하려고 노력하는데 이것은 순서가 뒤바뀐 해결책이다. 마음 상태의 안정이 있기 전에는 아무리 과식하지 않고 소식하려고 해도 실행하기가 쉽지 않다. 그러나 마음이 안정을 찾으면 음식으로 불안을 해결하고 싶은 마음이 사라진다.

물론 사람마다 차이가 있어서 교감신경이 우위에 있는지 부교감신경이 우위에 있는지에 따라 스트레스 상태에서 음식을 제대로 못 먹기도 한다. 심한 경우에는 아예 음식을 입에 대기 힘든 섭식장애가 나타나기도 한다. 섭식장애는 대개 사람들과 의사소통이 안 되거나 가족 갈등이 있을 때 잘 나타나는 증상이다.

모두 그런 것은 아니지만 대개 감정을 억누르면서 때로 분노를 표출하는 성향의 사람은 과식하기 쉽고, 기를 못 펴고 쉽게 우울해지는 성향의 사람은 음식을 거부하는 경향이 있다. 분노나 우울은 같은 에너지의 다른 양상일 뿐이다. 분노는 외부로 향해 나타난 것이고, 우울은 안으로 향한 표현이다. 분노와 우울 모두 폭력의 다른 모습이기도 하다. 분노는 다른 사람에게 향해 있는 경우가 많고, 우울은 자신에게 향해 있으나, 둘 다 자신을 해치기는 마찬가지다. 심한 경우에 일어나는 자살은 안으로 향한 극단의 폭력이다.

소통이 단절되면 고립 상태에 빠지고 부정적인 마음 상태에 이를 수 있다. 부정적인 마음 상태에서 교감신경이 항진되고 자율신경이 균형을 잃으면 병이 시작될 수 있다. 병이 시작됐는데도 과거의 생활방식과 사고방식이 계속된다면 병이 관리되지 않거나 병이 더 깊어지거나 또 다른 병이 생길 가능성이 매우 높아진다.

병의 원인이 자신의 사고방식과 생활방식에 있다고 하면 많은 사람들이 그 사실을 부정하려고 한다. 많이 먹고 좀처럼 움직이지 않으면서 '도대체 왜 혈당이 높은지 모르겠다'고 말한다. 혈당이 높은 원인 가운데 하나가 스트레스라는 것을 알게 되면, 고혈당의 원인 가운데 하나인 운동 부족과 부실한 음식 관리는 제쳐두고 스트레스에만 원인을 돌리려고도 한다. 운동과 음식 문제라고 하면 게을러 보이지만 최소한 스트레스가 원인이라고 하면 게을러 보이지 않기 때문이다.

그러나 스트레스에 취약한 것도 몸을 돌보지 않을 때와 마찬가지로 많은 경우 심리적인 고통을 겪거나 마음 돌보기를 게을리 했을 때 나타날 수 있다. 몸에 좋은 음식을 찾고, 운동으로 몸을 단련하듯이 지성과 마음의 평화를 위한 감성을 키우는 훈련도 필요하다.

어릴 때부터 부모에게서, 그리고 학교에서 적절한 교육을 받았다면 좋겠지만 그렇지 못한 경우도 많다. 인성을 기르고, 살아가는 데 필요한 여러 자질을 배우는 어린 시절이나 청년 시절로 끝나는 것은 안타까운 일이다. 평생 밥을 먹어야 하듯 공부도 평생 필요하다. 큰 고통을 주는 세상에 살고 있기 때문이다. 과로, 경쟁, 생활고 등 육체만 고달픈 게 아니라 정신도 고달프다. 고통은 마음의 문제지만 정신적인 고통으로 교감신경이 긴장하는 등의 육체적 문제로도 이어진다. 정신을 단련하지 않으면 육체도 지키기 어렵다.

우리는 육체적인 아픔을 통증, 심리적인 고통이라고 표현한다. 정신 수양을 하는 사람이나 심리학자 등 마음을 탐구하는 사람들은 육체적인 통증이 분노의 흔적이라고 말한다. 그렇다. 우리 몸에서 나타나는 통증은 우리의 분노, 슬픔, 불안 등의 흔적이다. 이런 부정적인 감정은 부정적인 생각, 잘못된 신념, 왜곡된 가치관 등에서 비롯되는 경우가 많다. 자세히 들여다보면 고통은 자신에게 일어나는 일 때문이 아니라 그 일에 대한 자신의 생각 때문에 일어난다.

부정적인 마음은 사랑과 감사, 자신과 생명에 대한 전적인 신뢰가 가려졌기에 생겨난다. 긍정의 세상을 가리고 있는 장막을 걷어내려면 사랑도 필요하고 지성도 필요하다. 이런 것들은 외부에서 오지 않는다. 자신에게 이미 있는 것을 끄집어내고 모자라는 것을 습득하고 연마해야 빛을 발할 수 있다.

평생 해야 하는 공부는 수학, 영어 같은 게 아니라 정신을 단련시키고 성숙한 인격으로 가꾸어주는 모든 것이 될 수 있다. 성숙한 인격으로 거듭날 때 고통스럽기만 하던 세상도 평화롭고 아름답게 변한다. 가장 쉽고 좋은 방법은 양서를 읽는 것이다. 어떤 이들은 책값이 비싸다는 핑계를 대지만 값비싼 음식점에서 지불하는 한 번의 외식비보다 훨

쎈 싸다. 독서 이상으로 좋은 것은 인간적인 존중을 전제로 한 관계이다. 인간적인 만남은 사물을 다각도로 볼 수 있는 기회를 준다. 예를 들어, 환자의 입장에서는 의사가 환자를 대할 때 물건 다루듯 대하거나 그저 환자로만 본다면 그리 유쾌하지는 않을 것이다. 마찬가지로 어느 누구라도 대상을 한쪽 면만, 또는 자기 입장에서만 본다면 대상을 온전하게 파악할 수 없으며, 그 대상이 사람일 때 자신이 일부분으로만 파악되는 것을 달갑게 생각하지 않을 것이다. 대상을 다각도로 볼 수 있는 눈이 있다면 여유를 가질 수 있고, 왜곡되지 않은 객관적인 눈으로 세상을 볼 수 있으며, 상황을 정확히 이해하는 데 도움이 된다. 사물과 사건의 다양한 측면을 고려할 수 있는 사람은 자신의 병에 대해서도 부분적으로가 아닌 전체적으로 이해하며, 피상적이 아니라 구체적으로 자신을 관리할 수 있다. 자신을 관리할 수 있을 뿐만 아니라 가족을 비롯한 타인과도 소통이 잘 이루어져 모든 면에서 긍정적인 결과를 이끌어낼 수 있다.

감정과 자율신경과 호르몬

혈당에 영향을 미치는 여러 생리적 요인에도 불구하고, 심리적인 영향은 매우 강력하다. 기분이 우울하거나 화가 나거나 기분이 좋거나 즐거울 때는 각기 혈액 내 포도당 농도에 변화가 나타난다. 기쁘고 즐거워 많이 웃으면 부교감신경이 작용하고 인슐린 민감성이 높아지면서 혈당이 내려간다. 화가 나거나 슬플 때는 교감신경의 작용이 활발해져 코르티솔이나 아드레날린 같은 항인슐린 호르몬 분비가 늘어나 인슐린 작용을 방해하고 혈당을 높인다.

지나친 긴장 상태를 지속하며 사는 사람들은 교감신경의 과도한 항

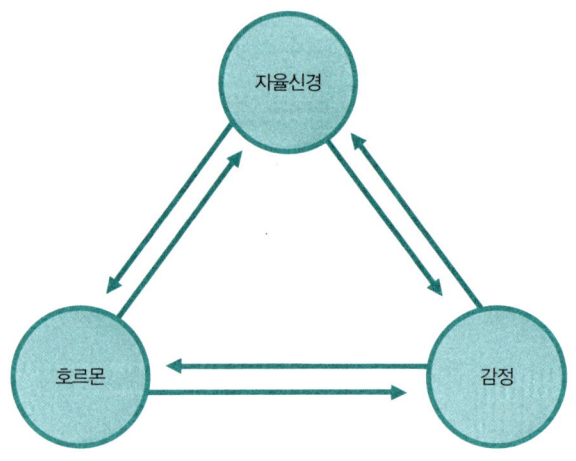

자율신경과 호르몬과 감정의 관계

진으로 자율신경 균형이 무너져 각종 질병에 노출될 확률이 높다. 당뇨병도 그중 하나다. 과중한 업무와 경쟁적인 환경, 자아가 너무 강한 나머지 자신의 의견을 굽힐 줄 모르고 사람들과 대립하면서 오랜 시간을 보내면 교감신경이 긴장 상태에 놓이고 인슐린 분비 능력이 감소한다. 인슐린 분비 기능은 부교감신경의 지배를 받는데, 교감신경이 우위에 놓이면 인슐린 분비가 저하된다. 즉 스트레스가 인슐린 분비 기능에 충분히 영향을 미친다는 뜻이다. 그래서 당뇨병 진단을 받지 않은 사람이라도 평소에는 정상 범위의 혈당이 나오다가 급격한 스트레스를 받았을 때 혈당을 측정해보면 180mg/dl 이상의 혈당을 보이기도 하는 것이다.

인슐린 주사를 맞는 사람은 인슐린이 분비되지 않더라도 스트레스로 인해 아드레날린, 코르티솔 등의 항인슐린 호르몬 분비량이 많아지면 평소와 같은 양의 인슐린 주사를 맞아도 인슐린 민감성이 떨어지고 간에 저장되어 있던 당이 혈액 내로 분비되어 혈당이 올라간다.

이처럼 감정과 자율신경과 호르몬은 서로 영향을 주고받는다. 우리 몸에서 자율신경의 균형이 깨지고 호르몬이 일정하게 분비되지 않으면 심리적인 불안이 쉽게 나타난다. 인슐린 기능에 이상이 있는 사람도 호르몬 사이의 균형을 잃은 상태다. 여러 호르몬 가운데 특히 인슐린은 감정과 관계가 깊다. 물론 이러한 인슐린과 감정의 관계에는 인슐린이라는 호르몬의 양에 따라 영향을 받는 스트레스 호르몬인 아드레날린 같은 호르몬 문제가 항상 존재한다.

호르몬의 세계에 대한 이해가 부족했던 과거에는 정신병이 있다고 진단된 사람들에게 인슐린을 투여하기도 했다. 노벨경제학상을 수상한 존 내쉬(John Nash) 박사를 소재로 한 영화 〈뷰티풀 마인드(A Beautiful Mind)〉에는 내쉬 박사가 젊은 시절 정신분열증으로 정신병원에 입원했을 때 사지를 묶어놓고 인슐린 주사를 투여하는 장면이 나온다. 단지 영화에서만 나오는 장면이 아니라 실제로 이런 일들이 자행됐다. 내쉬 박사의 경우에는 어떤 이유 때문에 정신분열증이 생겼는지 확실히 알 수 없으나, 저혈당증을 겪는 많은 사람들이 정신병으로 오인받아 인슐린 주사를 맞았던 역사가 있다.

호르몬의 세계를 모르거나 호르몬과 자율신경과 건강을 유기적인 관계로 파악하지 못하면 저혈당으로 인해 나타나는 다양한 증상들 가운데 신경과민, 초조, 불안, 정신적 혼란, 심리적 동요, 비사교적·반사회적 태도, 울부짖음, 공포감, 두려움, 신경쇠약 같은 증상을 정신과적 질환이라고 오해할 수도 있다.

그런데 이런 오해가 단지 무지했던 과거에만 있었던 게 아니라 요즘에 와서도 종종 벌어지곤 한다. 인슐린 주사가 꼭 필요한 사람들 가운데, 잘못된 인슐린 처방과 남용으로 정신적인 고통을 겪는 경우다. 이런 사람들의 경우, 인슐린 요법과 용량만 조절해도 문제가 해결된다. 정신적인 스트레스조차도 최소한의 인슐린과 운동, 음식 관리 등으로 혈당을 조절했을 때 상당 부분 해소된다.

지나치게 안락함을 추구하면, 음식 관리에서 절제를 잃으면, 생활의 질서를 잃어버리면, 스트레스를 효과적으로 관리하지 못하면, 감정을 적절하게 해소하지 못하면, 일을 제대로 수행하지 못하면 일반적으로 심리적인 불안이 나타날 수 있다.

여기에 더불어 인슐린 기능에 이미 문제가 생긴 사람들에게는 잘못된 생활습관이나 잘못된 방법으로 정상 혈당을 유지하려는 과정에서 스트레스와 심리적인 불안이 나타날 수 있다. 특히 혈당 관리에 운동과 식사 관리는 소홀히 하면서 약물에 대한 의존만 높으면 이런 현상이 잘 나타난다. 몸에서 인슐린이 정상적으로 분비되어 호르몬 사이의 균형이 잘 이루어졌을 때는 별 문제가 없지만, 혈당강하제나 인슐린 주사 같은 인위적인 약물은 반드시 필요한 경우라도 몸에서 정상적으로 분비되는 인슐린만큼 완벽할 수 없기 때문에 호르몬 사이의 균형을 맞추기가 여간 까다로운 게 아니다.

특히 인슐린 주사를 맞는 사람들은 저혈당, 또는 저혈당을 향해 빠르게 변하는 상태일 때 심리적으로 불안한 상태가 된다. 측정 수치가 저혈당이 아니더라도 혈당이 빠르게 내려가는 상태는 저혈당일 때와 같은 현상이 나타난다. 혈당이 정상 범위거나 그보다 높아도 혈당이 빠르게 저혈당을 향해 내려가면 우리의 뇌에서는 이를 감지하고 저혈당에 대처하기 위해 교감신경을 항진시킨다. 교감신경의 자극으로 스트레스 호르몬이 분비되면서 심장박동수가 증가되는 등의 신체 증상과 더불어 심리적인 불안 상태를 겪는 것이다.

어떤 이유로든 교감신경이 긴장하면 혈관이 수축하고 혈액순환이 나빠진다. 혈액순환이 잘 되지 않으면 안색이 나빠지고 손발이 차가워지며 혈관 건강에 이상이 시작되고 여러 내장기관에서도 혈액순환장애가 나타날 수 있다.

인슐린을 기준으로 보면, 인슐린이 실제 요구량과 차이가 날 때 교감신경의 자극으로 스트레스 호르몬 분비량에 변화가 나타나 감정 상태에 영향을 미칠 수 있고, 감정 상태가 인슐린 요구량에 영향을 줄 수 있다. 이는 인슐린 기능에 이상이 있는 사람이 매일 겪는 일이다. 대체로 기분 좋은 상태일 때는 부교감신경의 작용이 우위에 있고, 스트레스 상태일 때는 교감신경이 항진된다.

드물지만 스트레스로 인해 부교감신경이 항진되는 경우도 있다. 자율신경 반사로 역전 현상이 일어나는 경우다. 예를 들면, 아주 강한 스트레스를 받고 기절하는 현상은 부교감신경의 반응이다. 스트레스로 부교감신경이 항진되면 인슐린 분비 능력의 정도, 또는 인슐린 주사량, 혈당의 변화 추이 등에 따라 저혈당이 나타날 수도 있다.

인슐린과 관련된 다른 호르몬 분비의 변화도 심리와 자율신경, 호르몬 균형에 영향을 미친다. 대표적으로 심리에 영향을 미치는 호르몬인 아드레날린과 코르티솔을 보자.

아드레날린이 분비되지 않으면 스트레스에 대한 저항력이 없어져 목숨을 잃을 수도 있다. 모든 호르몬이 그렇듯이 아드레날린은 생명 현상을 유지하기 위한 중요한 호르몬이지만 지나치게 많이 분비되는 것도 위험하다.

일반적으로 아드레날린은 급격하고 지나친 스트레스를 받을 때 교감신경 긴장으로 인해 분비된다. 특히 인슐린 기능에 이상이 생긴 경우, 인슐린은 제대로 기능하지 못하는 반면 혈당을 올리는 아드레날린이 과하게 분비되기 때문에 스트레스로 인해 혈당 상승이 두드러진다. 1형 당뇨인의 경우에는 많은 인슐린 주사량 때문에 분비되기도 한다. 과도한 양의 인슐린은 언제라도 저혈당 상태를 만들기 때문에 곧 스트레스를 유발한다. 교감신경이 긴장하고 아드레날린 분비도 늘어난다. 즉 과도한 인슐린 용량 자체가 스트레스와 직결되는 것이다.

콜레스테롤으로부터 만들어지는 코르티솔은 아드레날린과 마찬가지로 교감신경의 영향을 받아 분비량이 변화한다. 교감신경이 긴장하고 스트레스를 받으면 코르티솔 분비가 늘어나고 같은 콜레스테롤로 만들어지는 성호르몬 분비는 줄어든다. 이렇게 교감신경의 긴장 상태가 계속되고 호르몬 불균형 현상이 지속되면 건강에 이상이 나타날 수 있다.

인슐린 주사를 투여하는 어린 당뇨인에게서 2차성징이 있기 전부터 이런 현상이 지속적으로 나타나면 2차성징이 안 나타나기도 한다. 성인의 경우에는 성호르몬 감소와 코르티솔 증가가 성 기능을 망가뜨리고 생식 기능에도 이상을 초래해 불임, 유산의 확률이 높아진다. 성호르몬 분비를 감소시키고 코르티솔 분비를 늘리는 스트레스를 일으키는 원인 가운데 하나가 정상에서 벗어난 인슐린 수치다. 인슐린이 과도하거나 모자란 것이 원인이 되어 자율신경과 호르몬 불균형을 초래하는 것이다.

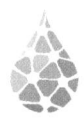

편안함에 중독된 사람들

하루에 얼마나 움직이는가

1장 안에 '소모 열량에 따라 변하는 인슐린 요구량'에서 운동을 하면 인슐린 요구량이 줄어드는 사실에 대해 언급했다. 이처럼 일상의 모든 활동은 인슐린 요구량을 줄이면서 혈당을 안정적으로 조절할 수 있는 효과적인 방법이다. 활동에 필요한 에너지로 당이 쓰이기 때문에 인슐린이 그만큼 덜 필요한 것이다.

실제로 움직이기를 싫어하는 사람과 활동량이 많은 사람의 혈당 조절 상태를 비교해보면 현격하게 차이가 난다. 이때의 혈당 조절 상태는 혈당이 유지되는 수준과는 별개로 인슐린 요구량에서 차이가 난다는 말과 같은 뜻이다. 활동이 없으면 체내 당 대사에 인슐린이 많이 필요하고, 활동이 많으면 활동 에너지로 당을 소비하기 때문에 그만큼 인슐린 요구량이 줄어들기 때문이다. 약을 먹지 않거나 혈당강하제를 복용하거나 인슐린 주사를 투여하여 혈당을 조절하는 것은 그다음 문제다.

활동 여부에 따라 인슐린 요구량이 달라진다는 점이 중요하다.

혈당 조절이 잘 되지 않던 많은 사람들이 캠프에 가거나 야외활동을 하거나 휴가 가서 신나게 놀거나 집안 청소를 한 뒤에 혈당 조절이 잘 되고 혈당이 뚝뚝 떨어졌다는 얘기를 많이 한다. 이런 활동을 잠깐 한 뒤에 일상으로 돌아오면 혈당이 다시 높아진다고도 한다. 이것은 활동량이 혈당을 내리는 데 효과가 얼마나 큰지 보여주는 것이기도 하고, 평소에 움직임이 현격하게 적었다는 증거이기도 하다.

차를 타고 대형 할인마트에 다니기보다 가까운 시장에서 그날 먹을 만큼만 장보기, 걸레질을 비롯한 집안 청소, 걸어서 출퇴근하기, 세차 등 일상에서 부지런히 움직이는 사람들은 혈당이 쉽게 조절된다.

비만과 대사질환과 혈당 조절의 어려움으로 인슐린을 사용할 단계까지 갔던 한 2형당뇨인의 사례만 봐도 부지런히 움직이는 것이 삶을 얼마나 크게 바꿔주는지 알 수 있다. 혈당강하제와 혈압약, 콜레스테롤약 등 아침저녁으로 약을 한 움큼씩 먹던 그는 매일 10회 내외로 혈당을 측정하고, 부지런히 집안일을 하고, 주말이면 아이들과 밖으로 나갔다. 그렇게 3개월 정도를 보내고 병원을 다시 찾았을 때 의사는 검사 결과를 보고 놀라서 혈당을 조절하고 건강을 관리하는 특별한 비결이 있는지 물었다고 한다. 혈압약과 콜레스테롤 약을 더 이상 먹지 않아도 됐고, 활동이 많아지면서 저혈당이 자주 나타나 아침저녁으로 먹던 혈당강하제는 하루 한 번에 양까지 줄여 처방을 받았다.

췌장의 인슐린 분비 기능에 이상이 없는 사람의 경우, 음식 섭취량에 비해 활동이 현저하게 모자라면 당 대사를 위한 인슐린 분비량이 늘어나 혈당은 정상 수준을 유지하겠지만, 이로 인해 당이 활동을 위한 에너지로 쓰이지 못하고 대신 지방으로 축적된다. 대사 수준이 떨어지고 혈액 내 탄수화물에서 변환된 글루코오스, 단백질에서 변환된 호모시스테인 수치가 높아진다. 이들 분자는 유리조각처럼 날카로워 혈액 중에 글루코오스와 호모시스테인이 많을수록 혈관 내벽에 미세한 상처가 많이 생긴다. 그 결과, 혈관 내벽의 상처를 치료하기 위해 지방에서 변환된 콜레스테롤이 더 많이 동원됨으로써 콜레스테롤 수치 역시 덩달아 높아진다.

여기서 다시 한번 주목해야 할 것은 콜레스테롤 수치를 늘리는 지방이 모두 어디에서 왔겠는가이다. 당 대사에서 활동에 쓰이지 못한 당이 변환되어 지방으로 축적된 양이 많으면 많을수록 콜레스테롤 수치가 높아질 가능성은 그만큼 큰 것이다. 혈관벽의 상처 치료 과정에서 동원된 콜레스테롤은 혈전을 형성하고 이로 인해 혈관 벽이 두터워지거나 막히는 일도 발생한다. 이것이 바로 고지혈증, 동맥경화, 고혈압, 심장병, 심근경색, 뇌경색, 뇌졸중의 다른 이름이다. 단지 혈관 질환이 나타나는 부위만 다를 뿐이다.

물론 활동량이 현저히 부족한 데다 자연식과는 거리가 먼 음식을 먹고 스트레스에 민감하다면 이런 문제들은 더 잘 일어날 수 있다. 결국 혈당 수준과는 상관없이 인슐린이 많이 필요한 환경에 지속적으로 노출됐을 때 나타날 수 있는 문제들인 것이다.

당뇨 전 단계와 2형당뇨인 가운데 인슐린 주사를 사용하지 않는 사람의 경우, 식사 관리가 되지 않고 스트레스가 지속되며 활동이 없으면 내내 고혈당 상태를 유지한다. 이 경우에는 앞서 얘기한 혈관 질환들이 더 쉽게, 더 빨리 나타난다. 그래서 2형당뇨병 진단을 받을 때 합병증 진단도 함께 받는 사례가 많다.

인슐린 주사를 정상적으로 사용하는 사람의 경우, 활동이 없으면 식후 고혈당이 되었다가 음식이 혈당에 미치는 영향이 사라지고 나면 높던 혈당이 갑자기 뚝 떨어지는 경향을 보인다. 물론 불량식품을 먹었다면 혈당이 뚝 떨어지기보다 내내 고혈당이기 쉽다.

식후 꼬박꼬박 산책을 하고 활동량이 많은 사람은 그렇지 않은 사람에 비해 인슐린 분비량이나 주사량이 많이 필요하지 않으면서도 안정적인 혈당 상태를 보인다. 인슐린 분비 능력이 있어 인슐린 주사를 사용하지 않는 사람이 꾸준히 운동하면 고혈당과 저혈당 없이 정상 범위 내지는 정상 범위에 가까운 혈당 상태를 유지한다. 인슐린 분비 능력이 없어 인슐린 주사를 사용하는 사람이 꾸준히 운동하면 식후 정상 범위에 가깝게 혈당을 조절할 수 있고, 이후 저혈당이 되므로 식후 혈당 조절 뒤 간식으로 혈당을 유지한다.

운동 여부나 활동하는 양에 따라 혈당 조절 정도뿐 아니라 건강 상태까지도 큰 차이가 난다. 꾸준히 운동하면 교감신경과 부교감신경이 적절히 균형을 이루고, 인슐린 요구량을 줄이면서 호르몬 간의 균형을 이루며, 혈관 건강이 좋아지고, 면역력이 강화되기 때문이다.

편안함은 마약과 같다

움직이기를 좋아하는 일부를 제외하고는 현대인의 대부분은 평소에 활동량이 매우 부족한 환경에서 생활한다. 움직이기 싫어하는 사람도 있지만 교통, 주거, 학습과 일의 형태 등 환경 자체가 육체적인 활동과는 거리가 먼 편리함에 초점이 맞추어져 있어 각종 질병, 특히 대사질환을 앓는 인구가 늘어나고 있는 것이다.

문명의 이기가 주는 편리함을 제외하면 건강 측면에서는 그리 좋은 환경이 아니다. 아무리 의료 환경이 좋아진다고 해도 편리를 추구하는 생활에 길들여진 사람에게서 나타나는 질병을 치료하기란 쉬운 일이 아니다. 더구나 같은 문제로 발생할 수 있는 질병을 예방하는 길은 점점 차단되어가고 있다. 오히려 생활습관으로부터 발생하는 질병은 더욱 늘어나는 추세다.

지금처럼 활동량이 적었던 때는 인류의 역사에서 찾아보기 힘들다. 인류가 물질문명의 이기를 누리며 신체 활동이 줄어든 것은 불과 최근 1세기도 채 되지 않는다. 현재의 당뇨 인구가 짧은 시간 안에 폭발적으로 급증해 전 세계 2억 명, 국내 500만 명을 넘게 된 것도 이와 무관하지 않다.

물론 역사적인 자료를 보면 과거에도 당뇨병이 존재했다. 그러나 그것은 주로 부지런히 움직이지 않고도 배불리 먹을 수 있는 일부 사람들에 해당하는 사항이었다. 때문에 당뇨병이 일반인에게 알려지기 시작하던 때에는 당뇨병을, 잘 먹는 집에서나 걸리는 병이라고 부르기까지 했다.

지금 우리는 굳이 움직이지 않아도 살아가기에 부족함이 없고, 췌장에 부담이 되는 고열량 식품은 넘치고, 호르몬을 교란시키고 몸을 망치는 가공식품과 인스턴트 식품은 손만 뻗으면 언제든 저렴하게 구할 수 있는 환경에 놓여 있다.

편안함은 중독성이 강하다. 인스턴트 식품에 길들여지면 직접 음식을 만들어 먹기가 점점 귀찮아진다. 자가용을 타고 다니기 시작하면 대중교통을 이용하기가 점점 불편해진다. 밥 먹고 드러눕기 시작하면 운동하기가 점점 싫어진다.

편안함을 얻는 대신 감수해야 할 것도 있다. 편안함에 중독된 생활을 지속하면 인슐린이 많이 필요한 환경에 놓이므로 평소 건강에 아무런 이상이 없다고 생각했던 사람에게도 대사질환과 각종 질병이 나타날 가능성이 높아진다.

자율신경의 균형 상실, 그 가운데 교감신경이 우위에 있는 사람들은 림프구의 수가 줄어들면서 면역력이 약화되어 각종 질병에 시달린다. 사람들이 두려워하는 암 역시 이러한 환경과 무관하지 않다. 면역학의 최신 지견에서는 교감신경의 우위뿐 아니라 부교감신경이 우위에 있는 사람에게서 암이 발생할 수 있는 확률은 교감신경이 우위에 있는 사람들의 4분의 1 정도라고 할 정도로, 지나치게 편안한 생활 또한 지나친 긴장만큼 좋지 않다고 말하고 있다.

운동을 하지 않고 편안하게만 있으려고 하면 부교감신경이 지나치게 우위에 선다. 부교감신경이 지나치게 우위에 서면 약간의 움직임, 아주 작은 자극만으로도 교감신경을 가동시켜 스트레스 호르몬이자 항인슐린 호르몬인 아드레날린과 코르티솔의 분비가 늘어난다. 그래서 움직이지 않는 사람들, 운동하기 싫어하는 사람들은 사소한 자극, 작은 스트레스에 예민하게 반응한다. 더구나 인슐린 분비 능력에 이상이 있는 사람은 의식적으로 노력하지 않으면 건강을 유지하기 어렵다. 혈당은 쉽게 요동치고 인슐린과 항인슐린 호르몬 사이에서 인위적으로 균형 잡기란 쉬운 일이 아니기 때문이다.

지나치게 편안하고 배부른 삶으로 부교감신경이 항진해 있으면 무기력에 빠지기 쉽고, 나약하고, 사소한 스트레스에도 상처를 받는다. 부교감신경이 우위에 있는 사람은 조금만 움직이거나 아주 작은 자극에도 예민하게 반응한다. 이때 자율신경 반사가 쉽게 일어나 교감신경을 순식간에 긴장시킨다. 이로 인해 인슐린 분비 기능에 이상이 있는 사람들은 혈당이 매우 심하게 변한다. 이것이 바로《춤추는 혈당을 잡아라》 7장에서 널뛰는 혈당을 안정시키는 방법의 하나로 운동을 권한 이유다. 운동으로 당을 소비하면 혈당이 낮아진다는 단순한 이유 때문만이 아니라 적절하게 운동하면 자율신경이 균형을 이루는 데 지대한 역할을 하기 때문이다.

질병, 특히 대사질환이 있는 사람이 편안함에 중독되면 질병이 발생하거나 지속되는 원인을 제거할 수 있는 기회는 사라지고 악화일로를 걷게 될 가능성이 매우 높다. 어떤 질병이 있으면서 편안함만 찾다 보면 자신의 능력 대신 약에 더욱 의존한다. 만약 그 질병이 생활습관과 관련된 질환일 때 근본적인 원인은 교정하지 않은 채 약에 의존해 증상만 가라앉히면 병이 더 커질 수 있다. 약으로 증상이 호전되면 마치 병이 나은 것으로 착각하지만 병을 불러왔던 생활습관을 그대로 유지하면 병은 더 깊어질 뿐이다.

가공식품을 피하고 밥 먹고 잠깐 걷는 등 생활 속에서 자신이 충분히 실천할 수 있는 노력 대신 약에 의존하는 것도 결국 편안함을 찾는 성향에서 비롯되는 문제다. 자신이 할 수 있는 최소한의 노력조차 하지 않는 사람일수록 약에 대한 의존도가 크고, 다른 누군가 어떤 새로운 기술로 자신의 병을 완치시켜주리라 과도하게 희망을 건다. 질병이 완치된다고 해도 생활습관과 밀접한 질환은 생활습관이 교정되지 않는 한 재발할 가능성이 높다.

완치되지 않는 질환도 있지만 그것을 단정하기는 힘들다. 생활습관이 원인이 아니라면 자신의 의지와 새로운 의학기술로, 생활습관이 원인이라면 자신의 노력으로 치료하는 것이 정도가 아니겠는가. 자신의 노력으로 병을 극복하는 과정 속에서 자기 삶의 주인으로 사는 길 또한 발견될 것이다.

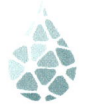

편식, 과식, 잘못된 식습관

음식에 대한 편견

인슐린 분비 문제를 겪고 있는 사람들이 자주 하는 질문 가운데는 혈당에 영향을 주는 음식에 관한 것이 많다.

"감자가 혈당을 올려요?" "고구마는 혈당을 많이 올리나요?" "야콘은 당뇨에 좋아요?" "카레가 혈당을 올리나요?" "양파가 혈당을 올려요?" "도토리묵은 혈당을 얼마나 올릴까요?" "음식에 설탕 대신 아스파탐을 넣었으니 혈당은 올라가지 않겠죠?" "우유는 달지 않으니 혈당이 안 오르겠죠?"

모든 음식이 이런 질문의 대상이니 질문은 끝이 없다. 이런 질문들을 자주 접하다 보면 혈당을 올리는 음식이 따로 있고, 혈당을 안 올리는 음식이 따로 있나 하는 생각이 든다. 그리고 마치 이 세상 음식은 단 음식과 달지 않은 음식으로만 구분되는 것 같기도 하다.

이 세상에 셀 수 없을 정도로 많은 음식이 혈당을 올리는 음식과 혈당을 올리지 않는 음식, 단 음식과 달지 않은 음식으로만 구분된다는 것은 안타까운 일이다. 인슐린 분비 문제를 겪는 사람들의 입장에서는 음식이 혈당에 영향을 주는 여부에 관심을 갖지 않을 수 없지만, 다채로운 음식의 풍미를 즐길 수 있는 기회와 고른 영양을 섭취할 수 있는 기회를 놓치는 것은 아닐까 우려되기도 한다.

이렇게 신경 써서 먹는 사람은 그나마 사정이 나은 편이다. 많은 경우, 어떤 병이 생기고 나면 그 병에 특효가 있다는 음식을 찾는다. 그것도 빨리 고쳐보겠다는 마음으로 '특별한 음식'을 과도하게 먹는 경향이 있다. 그러나 적어도 생활습관과 관련되어 있고 인슐린 분비 기능과 관련되어 있는 당뇨병, 심장병, 동맥경화, 고혈압 등의 대사질환에 특별히 좋은 음식은 따로 없다. 오히려 지나치게 먹었을 때 영양 편중 현상이 생기거나 신장과 간에 부담이 될 수도 있다.

당뇨병도 마찬가지다. 당뇨병에 특별히 좋은 음식이 있을까? 당뇨병에 좋다고 알려진 음식은 우리가 반찬으로 먹는 무와 다를 바가 없다. 동의보감에는 무가 당뇨병에 좋은 음식이라고 쓰여 있지만, 무가 좋은 이유는 다름이 아니라 물이 많고 식이섬유가 많기 때문이다. 이런 음식이 어디 무뿐이랴. 각종 식품첨가물이 들어간 가공식품만 아니면 자연식 내에서 자신의 혈당 상태에 따라 얼마든지 먹을 수 있다. 아니 오히려 골고루 섭취할수록 건강에 좋다. 인슐린 분비 기능에 이상이 있는 사람이라도 자신의 혈당이 어떤 상태이고 어떻게 변해가는지 파악한다면 수많은 종류의 음식을 다양하게 즐길 수 있다.

다양한 음식을 통해 비타민을 비롯한 다양한 영양소와 풍부한 섬유질을 섭취하는 것이 가장 좋은 음식 섭취 방법이다. 비타민, 미네랄 등의 영양소가 풍부하면 당 대사에 인슐린만 필요한 게 아니라 이러한 영양소들이 관여하므로 당 대사에 이롭고, 식이섬유가 풍부하면 당지수가 낮아져 혈당 상승 속도가 완만하므로 혈당에 이상이 있는 사람들에게 도움이 된다.

당뇨병에 해로운 음식도 있을까? 물론 있다. 각종 식품첨가물이 들어간 가공식품은 해롭다. 그러나 가공식품은 당뇨병이 있는 사람들에게만 해로운 것이 아니라 모든 사람에게 해롭다. 당지수가 높은 음식은 해로울까? 일반적으로 당지수가 높은 음식을 먹으면 혈당이 빨리 상승하기 때문에 혈당 조절에 불리한 것은 사실이다. 그러나 혈당 상태에 따라서 혈당이 급격하게 내려가고 있을 때처럼 혈당을 빨리 올려야 할 때는 꿀물이나 주스 등 당지수가 높고 빨리 흡수될 수 있는 음식을 섭취해야 한다.

어떤 사람은 당뇨병에는 고기를 금해야 한다고 알고 있는 사람도 있다. 그러나 고기는 금기 식품이 아니다. 채소류를 많이 섭취하는 것은 좋지만, 그렇다고 극단적인 채식주의자가 되어 고기를 금하는 것은 바람직하지 않다.

당뇨병이 있으면 혈당을 내려야만 한다고 잘못 알고 있는 경우가 많은데, 높은 혈당은 내려야 하지만, 혈당을 내린 다음에는 일정 수준의 혈당을 꾸준하게 유지하는 것이 무엇보다 중요하다. 그러기 위해서는 단백질, 지방도 반드시 필요하다. 단백질과 지방은 탄수화물보다 혈당을 천천히 올리는 대신 꾸준하게 유지시켜준다. 그리고 인슐린 분비 기능이 남아 있는 사람에게는 혈당이 내려갈 때 인슐린 분비가 더 많아질 수 있는 것을 막아주고, 인슐린 분비 기능이 상실되어 인슐린 주사를 맞는 사람들에게는 저혈당 예방에 효과적으로 이용된다.

단백질을 섭취할 때는 동물성 단백질보다 식물성 단백질을 좀더 많이 섭취하는 것이 좋다. 식물성 단백질과 동물성 단백질의 이상적인 섭취 비율은 3:1로 알려져 있다. 이 비율일 때 부족한 아미노산의 상호 보완이 이루어져 체내 이용률과 흡수도가 가장 좋은 상태가 되기 때문이다. 전체적인 단백질의 섭취는 탄수화물과 지방, 단백질의 하루 총 섭취 칼로리의 20~25% 정도가 적절하다.

많은 사람들이 가장 많이 오해하고 있는 것 가운데 하나가 달지 않은 음식은 안전하다는 생각이다. 이런 생각은 특히 당뇨병이 있는 사람들이 빠지기 쉬운 함정이다. 달지 않은 음식은 혈당을 안 올릴까? 그렇지 않다. 칼로리 있는 모든 음식은 혈당을 올리는 속도와 정도의 차이만 있을 뿐 혈당에 영향을 준다.

달지 않으면서 몸에도 이롭다고 생각하는 대표적인 것이 바로 우유다. 우유는 비록 입맛에는 달게 느껴지지 않지만 유당과 단백질, 지방이 모두 들어 있어서 유당이 혈당을 올리고 뒤이어 단백질과 지방이 올라간 혈당을 지속시킨다. 그렇다고 해서 못 먹을 음식은 물론 아니다. 자신의 혈당 상태에 따라서 얼마든지 양을 조절하며 먹을 수 있다.

이밖에도 달지 않다고 여기는 음식으로는 우리가 매일 먹는 밥도 있고, 반찬, 설탕을 넣지 않은 떡, 튀김류, 설탕 대신 인공감미료를 넣은 음식 등 무궁무진하다. 그러나 인슐린 분비 기능에 문제가 있는 사람에게는 이런 음식들이 달지 않거나 설탕이 들어 있지 않다고 안심할 수는 없다. 저절한 운동과 복용약, 또는 인슐린 주사 등 혈당에 영향을 미치는 모든 요소와 혈당과의 관계 속에서 음식 섭취량이 혈당에 미칠 영향을 가늠해 늘리고 줄일 수 있어야 한다.

음식의 양만 문제가 되는 것도 아니다. 음식에 트랜스지방이 들었는지, 향료나 색소 같은 식품첨가물이나 인공감미료가 들었는지 따져봐야 한다. 이런 것들은 인슐린 분비 기능에 이상이 있는 사람에게만 문제가 아니라 누구에게든 문제를 일으킬 수 있다. 호르몬 작용을 교란시키고 다양한 질병을 낳기 때문이다.

설탕보다 무서운 가공식품

설탕(정제당)을 직접 먹는 사람은 많지 않지만 우리는 음식, 과자, 음료 등을 통해 상당한 양의 설탕을 소비한다. 특히 어린이와 청소년들이 먹는 과자에는 췌장에 충분히 부담이 될 만큼 설탕이 많이 들어 있다. 정상적인 혈당 유지에 필요한 당은 5g으로 한 티스푼 정도에 불과하다. 이에 비하면 과자를 비롯한 각종 가공식품에 정제당 그대로, 또는 과당이나 액상과당의 이름으로 들어가는 당의 양은 어마어마하다.

일반적으로 설탕은 혈당을 올린다고 비교적 단순하게 생각하지만, 혈당만 올리는 게 아니라 몸에 꼭 필요한 영양소들의 결핍을 초래하는 더 큰 문제를 안고 있다. 설탕이 대사되는 과정에서는 비타민과 미네랄이 필요한데, 설탕이 많이 들어간 음식을 먹으면 비타민과 미네랄을 당 대사로 다 뺏겨 영양 결핍 현상이 나타난다. 이로 인해 뇌 기능에 이상이 생겨 정서불안이 나타나고 범죄 심리로까지 이어질 수도 있다는 게 최근 학설 가운데 하나다.

우리 몸에서 설탕이 대사되기 위해서는 인슐린만 필요한 것이 아니다. 비타민과 미네랄이 필요하다. 설탕의 당 분자가 인체 세포에서 피루브산이라는 중간물질을 거쳐 에너지화하는 생화학 반응에 반드시 비타민B가 있어야 한다. 그런데 혈액 중에 당이 많으면 당 대사에 비타민B가 그만큼 많이 쓰이기 때문에 비타민B의 결핍 현상이 나타나는 것이다.

비타민B가 모자라면 젖산이 만들어진다. 설탕의 구성 성분인 과당과 포도당이 산성이고 젖산 또한 산성이어서 설탕 섭취가 많아지면 우리 몸은 산성화된다. 몸이 산성화되면 산성을 중화시키려고 알칼리성 물질을 사용하는데, 그것이 바로 미네랄이다. 미네랄 가운데에서도 칼슘이 산성 중화에 쓰인다. 이처럼 칼슘이 쓰이고 나면 결국 칼슘 결핍 증상이 나타나 뼈세포와 혈관세포가 부실해진다. 이로 인해 골다공증이 나타날 수 있다. 설탕 섭취가 많은 당뇨인에게서는 같은 이유로 당뇨망막병증, 신부전 등의 혈관합병증이 빨리 나타날 수도 있다. 이것은 혈당이 조절되느냐 안 되느냐와는 다른 문제다. 인스턴트 식품 섭취 등으로 인해 설탕, 정제당의 섭취가 많아지면 혈당강하제나 인슐린 주사의 용량을 늘려 혈당을 조절할 수 있지만, 당 대사에 쓰이는 비타민과 칼슘 같은 미네랄의 결핍까지 다 막을 수는 없기 때문이다.

산성인 설탕이 든 음식을 많이 먹는 아이들에게서 일찍부터 근시가 나타나는 것 또한 설탕 과잉 섭취가 원인이라고 본다. 정제당을 과잉 섭취하면 체내 칼슘이 결핍되어 안구 벽을 구성하는 막 가운데 가장 바깥쪽의 섬유막 뒤쪽에 있는 공막이 약해지고 탄성이 떨어져 안구 길이가 늘어나 근시가 된다는 게 이 분야 연구 결과의 요지다. 요즘 어려서부터 안경을 쓰는 아이들이 늘어나는 이유가 설탕과 정제당이 든 단 음식 섭취의 증가와 무관하지 않다는 얘기다.

설탕을 많이 섭취하면, 혈당 이상에 따라 분비되는 호르몬인 아드레날린이 감정 조절에 지장을 초래하고 사람을 공격적으로 만든다는 학설로 발표되었다. 이는 혈당의 기복이 크고 혈당 상태에 민감하게 반응하는 사람들이 일반적으로 겪는 현상이어서 단지 이론으로만 그치는 학설이 아니라 실제로 벌어지는 일이다.

그렇다면 설탕 대신 대체감미료를 섭취하는 것은 안전할까? 당뇨 인구가 늘어나면서 설탕 대신 대체감미료를 찾는 사람도 많이 늘었다. 대체감미료를 먹으면 혈당이 오르지 않으니 괜찮을 거라고 생각하기 쉽다. 그러나 대체감미료 섭취는 혈당 문제보다 더 큰 문제를 안고 있다.

대체감미료는 공장에서 화학 공정을 거쳐 만들어지기 때문에 인공감미료, 또는 합성감미료라고도 한다. 사카린, 시클라메이트, 아스파탐, 아세설팜, 수크랄로스, 올리고당, 스테비오사이드, 솔비톨, 자일리톨 등이 바로 대체감미료다. 시중에 나와 있는 제품 가운데는 아스파탐과 아세설팜을 혼합한 것도 있다. 그린스위트, 뉴트라스위트, 슈멜로 등이 그것이다. 사카린은 설탕보다 500배, 시클라메이트는 30배가 더 달다. 아세설팜은 사카린과 비슷한 구조를 갖고 있으며 설탕보다 200배가 더 달다. 수크랄로스는 설탕보다 2,000배나 더 달다.

이렇게 단 대체감미료들이 왜 만들어지고 사용될까. 단순한 논리로 풀이할 수 있다. 적은 비용을 들여 설탕보다 더 단맛을 냄으로써 더 적은 양으로 더 비싸게 팔 수 있기 때문이다. 무시무시한 결과를 초래할 수 있는데도 말이다.

길거리에서 파는 삶은 옥수수, 단무지, 뻥튀기 등에 많이 쓰이는 사카린에 발암 성분이 들어 있다는 사실은 이미 알려진 바와 같다. 사카린보다 좀 덜 달지만 시클라메이트는 사카린보다 더 싸서 그동안 많이 쓰여왔다. 그러나 실험 결과 발암 성분 때문에 지금은 사용이 중지됐다.

껌이나 과자, 치약, 의약품 등에 널리 쓰이는 솔비톨과 자일리톨도 결코 안전한 성분이 아니다. 솔비톨은 산딸기나 마가목의 열매에서 추출하고 자일리톨은 자작나무에서 추출한다고 한다. 그러나 대량 생산을 통해 유통되는 식품에 들어가는 솔비톨과 자일리톨은 발효 과정을 거쳐 공장에서 만들어지기 때문에 더 이상 천연 원료라고 할 수 없다. 자일리톨이 든 과자를 먹고 설사를 하는 경우도 흔하다.

올리고당도 원래 천연 물질이지만 대량 생산되는 식품에 쓰이는 것은 설탕이나 옥수수가루를 원료로 인공적으로 만든 것이다. 게다가 대량 생산을 위해 유전자 조작 옥수수가 많이 쓰인다.

남미에서 자생하는 스테비아라는 식물 잎에서 추출한 스테비오사이드는 설탕보다 300배나 달다. 설탕과 마찬가지로 섬유질은 제거하고 단맛 성분만을 추출했기 때문에 설탕과 다를 바가 없으며 안전성도 입증되지 않았다.

최근 설탕 소비량이 감소하고 있다고는 하지만 실상을 알고 보면 설탕 대신 대체감미료를 알게 모르게 섭취하는 양이 늘어난 데 원인이 있다. 예를 들어, 설탕보다 2,000배나 단 수크랄로스는 설탕이 원재료이기 때문에 설탕과 구조도 비슷하다. 산성과 고온에도 분자 구조가 안정적이어서 커피믹스, 일부 잼, 음료수, 빵, 껌 등에 다양하게 쓰여서 우리도 모르는 사이에 섭취하고 있는 성분이다.
　다른 대체감미료와 마찬가지로 아스파탐은 당 대사를 거치지 않으므로 설탕처럼 혈당을 올리지는 않지만 화학처리를 통해 만들어지고, 영양이 전혀 없을 뿐만 아니라 유럽 종양학계의 연구 결과 뇌종양, 백혈병, 림프종 등의 암을 일으킨다고 알려졌다. 또 30도 이상의 온도에서 아스파탐이 분해되면 메탄올, 포름알데히드가 생성되어 두통, 현기증, 우울증, 관절통, 근육통, 공격성 증가, 다발성경화증, 시력 상실, 당뇨망막, 일부 당뇨 환자들의 기억 상실, 혼수, 사망, 태아기형 등을 초래할 수도 있다.
　그런데도 왜 병원에서는 당뇨병이 있는 사람에게 설탕 대신 아스파탐을 권하는 것일까. 혈당을 올리지 않는다는 표면적인 이유도 있겠지만, 그 전에 근본적인 이유가 있다. 다른 식품업계나 제약업계와 마찬가지로 유전자 조작 옥수수와 콩과 아스파탐을 만든 미국의 대기업 몬산토에서 미국당뇨병협회, 식이요법협회, 미국내과의사협회를 지원하고 있기 때문이다. 이런 사실을 알고 나면 당뇨병에 관한 병원 안내 자료나 당뇨 관련 책자에 영양사와 의사들이 설탕 대신 아스파탐을 먹으라고 권하는 일이 그리 이상해보이지 않는다.
　설탕 대신 대체감미료를 먹으면 당장 혈당이 올라가지 않는 것처럼 보이지만 설탕을 먹을 때와 마찬가지로 체지방이 늘어난다. 단맛을 인식하는 수용체와 단백질이 혀에만 존재하는 게 아니라 소장에도 존재하기 때문이다. 소장에서 이 수용체는 단맛에 반응해 활성화되며 대체감미료가 든 음식이 체내에 들어오면 음식물로 섭취한 당의 흡수를 촉진시킨다. 그러므로 다이어트를 한다고 다이어트 콜라를 마셔도 살찌기는 마찬가지인 셈이다. 당 흡수를 촉진시킨다는 말은 섭취한 당이 지방으로 쌓인다는 뜻이다. 이렇게 해서 당이 지방으로 저장되면 인슐린도 더 많이 필요해지고, 많아진 인슐린으로 인해 살이 찌는 과정이 반복된다. 이렇게 체지방량이 늘어나면 인슐린 민감성이 떨어지고, 이 상태가 지나쳐 인슐린 저항성이 생기면 대사질환이 발생할 가능성이 높아지는 것이다.

자연을 떠나 인공으로 만들어진 물질 가운데 우리 몸에 해롭지 않은 것은 하나도 없다. 단맛이 필요하다면 대체감미료를 사용하지 말고 차라리 정제되지 않은 유기농 설탕을 혈당 상태에 따라 적절하게 섭취하는 편이 낫다.

인슐린 분비 문제를 겪는 사람들이 설탕, 대체감미료 이상으로 주의해야 할 물질은 또 있다. 우리 주위에 흔한 트랜스지방산이다. 트랜스지방산은 마가린, 쇼트닝, 각종 식물성 정제유 등 우리가 흔히 접하는 기름 종류의 성분이다. 대개 과자에 가장 많이 들어 있고 각종 인스턴트 식품과 패스트푸드, 정크푸드 등에 들어 있다.

현대인에게는 필수지방산이 늘 부족하다고 하는데, 필수지방산 섭취가 부족한 원인도 있지만, 트랜스지방산이 큰 역할을 하고 있다. 오메가-3와 오메가-6 지방산이 필수지방산인데 다른 여러 지방산들이 체내에서 직접 만들어져 쓰이는 데 비해 필수지방산은 몸에서 만들어지지 않고 외부에서만 얻을 수 있다. 필수지방산은 뇌의 20%, 망막의 30%를 차지하는 성분이다. 필수지방산은 신경자극전달물질의 역할을 하는데, 필수지방산이 부족하면 신경자극전달물질로서의 기능에 이상이 생겨 뇌와 신체 활동에 문제를 일으킨다고 알려져 있다. 이 필수지방산의 부족으로 과잉행동장애가 나타나거나 피부가 거칠어지거나 빈

뇨증이 생기기도 한다.

  트랜스지방산은 인공으로 만들어진 물질이다. 우리 몸은 인공물질을 대사시키지 못한다. 대사되지 못한 트랜스지방산은 우리 몸속에서 각종 해로운 작용을 한다. 트랜스지방산은 필수지방산과 분자구조가 거의 비슷해서 우리 몸은 트랜스지방산을 구별하지 못한다. 그 결과 세포막을 만드는 재료로 필수지방산 대신 트랜스지방산이 쓰이고, 트랜스지방산은 세포막의 구성 성분인 필수지방산의 활동을 방해해 필수지방산 결핍을 초래한다. 또 세포막의 원래 기능인 영양분을 받아들이고 바이러스 같은 병원균을 막는 대신 트랜스지방산이 세포막의 재료로 쓰이면 세포막의 선택적 투과 기능에 혼선이 생겨 정상 상태와는 반대로 영양분을 내보내고 병원균을 받아들이는 결과가 초래된다. 이 현상을 다른 표현으로 면역력이 저하되었다고 한다.

  이밖에도 트랜스지방산은 신경자극전달물질 구성에 깊이 관여되어 있는 필수지방산의 역할을 빼앗음으로써, 뇌세포와 신경체계를 망가뜨리고 혈중 저밀도 콜레스테롤 수치를 높여 심장병을 비롯한 각종 혈관질환을 일으킨다. 또 트랜스지방산은 세포 내 산소 결핍 상태를 초래함으로써 직접적인 암 발병 환경을 만든다고 알려져 있다. 세포호흡에 관한 연구로 노벨생리의학상을 받은 오토 바르부르크(Otto Warburg) 박사는 세포 내 산소 부족 현상이 암의 원인이 되는 기작을 발표한 바 있다. 캐나다 토론토대학의 캐롤 그린우드(Carol Greenwood) 박사는 지방과 호르몬의 관련성에 관한 연구를 통해 트랜스지방산을 비롯한 포화지방이 인슐린 저항성을 높이는 현상을 발견했다.

  자연에서 나지 않은 모든 가공식품은 맛을 내기 위한 산미료, 수천 가지의 향료, 화학조미료, 맛있게 보이는 색소, 물과 기름을 뒤섞는 유화제, 장기간 보존을 가능하게 하는 산화방지제, 점성을 높이는 증점제, 먹음직스러운 선홍색을 내고 맛을 부드럽게 하며 미생물 번식을 억제하는 아질산나트륨 등의 식품첨가물로 범벅이 되어 있다.

식품첨가물로 쓰이는 이 물질들은 모두 환경호르몬, 발암물질로 분류되어 있고, 세포를 공격하고, 호르몬 수용체를 교란시키고, 알레르기를 유발하고, 유전자 변형을 가져온다고 알려졌다. 식품첨가물은 정신착란, 과잉행동장애, 주의력 결핍과 같은 정신 질환에서부터 암, 골다공증, 신장결석, 심장병, 각종 성인병을 일으키는 원인 물질들이다. 자율신경의 불균형이 질병 발생의 내적 조건이라면 식품첨가물들은 외부적 위험 인자다. 질병은 이 두 가지가 결합된 조건에서 더 잘 나타나기 마련이다.

질병의 발생 과정을 현상적으로 잘 관찰할 수 있는 것이 바로 인슐린 요구량의 변화다. 혈당에 민감해 인슐린 요구량의 변화가 큰 1형당뇨인들의 경우를 보면 가공식품에 든 식품첨가물이 얼마나 해로운지 쉽게 눈으로 확인할 수 있다. 가공식품을 섭취할 때, 자연식을 섭취했을 때 투여한 인슐린과 같은 양의 인슐린을 투여하면 가공식품 섭취로 올린 혈당을 잡을 수 없다. 가공식품을 섭취하면 인슐린 요구량이 상당해 자연식을 했을 때 필요했던 인슐린 요구량의 서너 배를 거뜬히 넘긴다. 그런데 이런 현상은 1형당뇨인에게서만 나타나는 것이 아니다. 식품첨가물의 해악은 식품첨가물이 든 가공식품을 먹는 모든 사람의 몸속에서도 벌어지고 있다. 다만 혈당 수치에 변동이 적고 혈당에 민감하지 않아 못 볼 뿐이지 인슐린 요구량의 증가는 똑같다. 이런 면에서 1형당뇨인의 몸은 건강 상태를 알려주는 바로미터라고도 할 수 있다.

해로운 음식 섭취로 인한 영향은 즉각 나타나지 않기 때문에 심각성이 더 커진다. 입은 즐거운 대신 몸이 병들어가도 당장은 멀쩡해 보여 문제의 심각성을 모르고 지나치기 때문이다. 쌓이고 쌓여 어느 날 갑자기 문제가 나타날 때는 이미 위기의 순간이다. 음식 관리가 어렵게 느껴진다면 '가공식품 대신 자연식', 이 한 가지만이라도 기억하자. 몸에 특별히 좋은 음식을 찾기 전에 가공식품 같은 해로운 음식만 먼저 차단해도 건강 관리에 매우 효과적이다.

생각지 못한 과식

음식에 대해 관심을 기울이지 않으면 건강에 해로운 음식조차도 해로운 줄 모르고 먹게 되고, 자신이 얼마나 먹는지도 모른 채 먹는 일이 생긴다.

어떤 사람들은 떡은 밥이 아니므로 떡을 먹고 난 다음에도 밥을 먹는다. 그러나 떡이 쌀가루로 만들어진다는 사실만 기억해도 얼마나 칼로리가 높은 탄수화물 덩어리인지 깨달을 수 있을 것이다. 간식으로 떡볶이를 즐기면서 다이어트를 한다고 밥을 적게 먹는 사람들은 만족할 만한 결과를 얻기 힘들다. 떡볶이가 떡볶이만으로 끝나지 않는 일도 많다. 출출한 오후 시간에 포장마차나 분식집에서 떡볶이와 함께 사먹는 튀김도 칼로리 측면에선 둘째가라면 서러운 음식이다. 튀김의 주재료의 칼로리도 높지만, 튀김옷과 고열로 수없이 달구어진 기름은 고칼로리의 주범이다. 더구나 튀김에 사용하는 기름은 쇼트닝이라는 트랜스지방산이 주를 이룬다. 아무리 좋은 기름을 쓴다고 해도 반복적으로 열을 가하면 산화되어 트랜스지방산이 된다.

많은 직장인들이 점심 식사를 마치고 회사로 들어가기 전에 유명 커피 매장에 들러 캐러멜, 시럽, 휘핑크림이 든 커피를 주문한다. 원두커피 자체의 칼로리는 높지 않지만, 이런 첨가물들이 들어간 커피 중에는 400칼로리를 넘는 커피도 많다. 커피 한 잔의 칼로리가 거의 한 끼 식사의 칼로리에 육박한다. 점심 식사 뒤 커피 한 잔 마시면 한꺼번에 두 끼 식사를 하는 셈이다. 식품첨가물들이 든 커피로 섭취한 칼로리를 운동으로 소비하려면 두 시간가량 달려야 하지만, 바쁜 직장인들은 바로 의자에 앉아야 일을 해야 하는 게 대부분의 현실이다.

디저트로 케이크 한 조각이나 과일을 먹었다면 과식과 똑같은 결과가 나타난다. 식사에 이어 바로 또 다른 음식이 들어오면 한꺼번에 많은 음식을 먹는 것과 똑같아서 그것을 소화하려면 많은 양의 인슐린이 필요하다. 무거운 역기를 한 번에 들려면 갑작스럽게 힘을 많이 써야 하는 것과 같은 원리다. 당연히 우리 몸에는 50킬로그램 무게를 한 번 드는 것보다 5킬로그램 무게를 열 번 드는 게 몸에 무리를 주지 않는다.

종류에 따라 인슐린 요구량이 매우 높은 음식들이 있다. 현미밥이나 잡곡밥에 비해 섬유질과 많은 영양소가 제거되고 당지수가 높은 흰 쌀밥, 기름기와 전분이 많은 잡채, 중국음식 가운데 기름진 음식, 튀긴 음식, 패스트푸드, 그리고 모든 가공식품 등이 그것이다. 이런 음식들은 주로 칼로리나 당지수가 높다. 또한 같은 메뉴라도 재료에 따라 인슐린 요구량이 달라진다. 원래 정상적인 인슐린 분비 기능을 하는 췌장에서는 밥 한 숟가락, 기름 한 방울의 차이에도 미세하게 반응한다. 예를 들어, 비빔밥에 참기름을 넣을 때 몇 방울을 넣느냐, 얼마만큼을 두르느냐에 따라 칼로리가 달라지고 인슐린 요구량도 달라진다.

결국 단순히 배부르게 먹었다고 해서 과식이 아니라 고칼로리 음식 섭취로 과도한 양의 인슐린이 필요한 상태가 바로 과식이다. 때때로 과식을 했더라도 그만큼 움직여서 칼로리를 소비한다면 다행이다. 먹은 만큼 운동을 하거나 운동한 만큼 먹는 것은 자연스럽다. 그러나 그러기엔 우리 생활이 자연스러움에서 얼마나 멀리 떨어져 있는지 생각해야 한다.

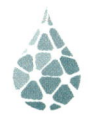

약이 병을 고쳐주는가

약물이 과다 처방되고 있다

국내 모 유명 일간지가 한 의대 교수의 말을 빌어 '고혈압, 당뇨병의 전 단계에서 약을 먹는 게 최신 트렌드'라는 기사를 내보낸 적이 있다. 기사의 요지는 환자도 정상도 아닌 경계의 환자는 고혈압이나 당뇨병 전 단계라도 약을 꼭 복용해야 어느 날 갑자기 쓰러지는 것을 막을 수 있다는 것이다. 생활습관 교정은 꼭 해야 효과도 있지만, 생활습관 교정을 오랫동안 제대로 실천할 수 있는 사람이 드물기 때문에 미리 약을 먹는 것이 비타민이나 건강 기능 식품보다 훨씬 더 확실히 건강과 생명을 지킨다고 기사는 전하고 있다.

환자와 밀착되어 환자의 생활까지 관리하고 보살펴줄 수 없는 의사의 입장이 이해되지 않는 건 아니다. 그리고 많은 환자들을 관찰한 결과를 놓고 봐도 곧 죽어도 나쁜 버릇을 버리지 못하는 사람이 분명히 있다. 그것도 매우 많다.

생활습관을 교정하는 일은 말처럼 쉽지 않다. 나도 이 점에 동의한다. 어쩌면 미리 약을 복용하는 것이 현실적인 대안일지도 모른다. 그러나 생활습관을 바꾸기가 어렵다고 지레 포기하고 약부터 먼저 쓰라고 권장하는 것에는 동의하기 힘들다. 더구나 병이 생기기 전에 미리 약을 복용하는 일이 트렌드가 되면 자칫 병이 발생할 가능성이 낮은 사람까지도 불필요하게 약을 남용하게 되어 그 부작용으로 없던 병까지 생길 수 있다. 병이 나타나고 나서 약을 먹는 것조차 어떤 경우에는 원인에 대한 근본적인 치유의 기회를 잃고 증상만 가려 더 큰 병을 만들기도 하는데, 생활 속에서 실천할 수 있는 일들을 뒤로 하고 약이 우선된다면 활력 넘치는 건강한 삶을 살 기회를 영영 잃어버릴지도 모른다.

약물이 과다 처방되는 유형은 크게 세 가지로 나누어볼 수 있다.

첫째, 앞서 얘기한 대로 질병이 있기도 전에 예방 차원에서 처방이 이루어지는 경우다. 약이 필요하지 않은 상황에서 약을 먹으므로 과다 처방이라 할 수 있다.

만약 생활습관을 교정할 가능성이 없다고 해서 움직이기 싫어하고 고칼로리 음식을 즐기는 사람에게 혈당강하제나 혈압강하제를 처방한다면 아무런 문제가 없을까? 당뇨병 위험이 있는 사람이 기존의 생활습관을 계속 유지하면서 인슐린 분비를 촉진하는 약을 먹거나 인슐린 효과를 증대시키는 약을 복용하면 과연 상태가 나아질까? 잠시 혈당 수치는 정상 범위로 보일지 몰라도 인슐린 분비 능력은 과부하 상태가 되고 약으로 인해 항인슐린 호르몬의 과다 분비도 동시에 이루어져 호르몬 균형이 깨지고 자율신경의 정상적인 기능에도 문제가 생겨 일순간 건강이 무너지게 될 것은 불 보듯 뻔하다.

어떤 사람은 일부 약사들의 장삿속에 속아 간을 좋게 하면 웬만한 병은 다 고칠 수 있다는 터무니없는 말을 믿고 간장약을 장기 복용하다가 간수치가 올라가고 간 상태가 급격히 나빠지기도 한다. 간은 묵묵히 많은 일을 하면서도 재생 능력이 탁월하다. 간이 망가지기 전에 지친 간을 회복시키는 것은 알약이 아니라 적절한 섭생과 충분한 휴식이다.

성장호르몬 처방도 이에 속한다. 키가 더 이상 크지 않으리라는 불분명한 추측만으로 작은 키를 예방하겠다며 불필요하게 비싼 성장호르몬을 처방하는 일이 많다. 성장호르몬에 대한 수요와 처방도 무시 못할 수준까지 이르렀다. 큰 키를 선망하고 작은 키 때문에 열등감을 느끼는 사람들이 늘어나면서 성장호르몬 시장은 급격하게 커지고 있다. 한의원마다 아이들 성장판 검사를 해서 부모 마음을 흔들고, 국내 유명 한의원에서도 성장탕을 만들어 대중화하고 있는 실정이다. 성장호르몬 주사를 지속적으로 맞거나 성장탕을 복용하면 인슐린 분비에 문제가 발생한다. 성장호르몬이 인슐린 작용을 방해하는 항인슐린 호르몬이기 때문이다. 성장호르몬 주사로 체내에 성장호르몬이 많아지거나 성장탕 복용으로 성장호르몬을 자극해 호르몬 분비량이 늘어나면 혈당이 올라가기 때문에 우리 몸에서는 자동적으로 정상 혈당을 유지하기 위해 인슐린 분비량이 늘어난다. 이렇게 인슐린 분비가 늘어났을 때 그것을 감당할 수 있으면 다행인데, 지속적으로 인슐린 분비가 늘어나면 췌장이 과로하여 인슐린 분비 기능에 이상이 발생할 가능성이 매우 높아진다. 이로 인해 어린아이들 가운데 당뇨가 발병하는 사례도 늘고 있다.

성장호르몬은 성장호르몬 결핍증이나 터너증후군 같은 질병 등으로 특별히 키가 작은 경우에만 처방되어야 한다. 그런데 일부 병원, 의원, 한의원에서 어린아이의 성장판을 검사해서 부모의 불안을 부추겨 값비싼 성장호르몬을 처방하거나 성장탕을 먹게 한다. 유치원 아이나 초등학교 저학년 아이의 성적을 가지고 그 아이가 어느 대학교에 간다거나 어느 직장에 들어간다고 말할 수는 없듯이 성장도 마찬가지다. 성장은 어린아이의 성장판 검사만으로 다 알 수 없다. 자라면서 성장에 영향을 주는 변수가 매우 많기 때문이다.

부모의 키가 작으면 자녀의 키에 대한 부모의 불안은 더 큰데, 이처럼 질병이 아닌 유전적 저신장 아이나 보통 키의 아이에게 성장호르몬 주사를 투여하는 것은 허가사항 외의 처방에 속한다. 이를 오프라벨off label이라고 하는데, 이 경우에는 건강보험이 적용되지 않아 사용자 측의 비용 부담이 크다. 성장호르몬 처방이 대부분 비보험이어서 여러모로 병원 경영에는 도움이 되겠지만, 처방받는 대상은 적은 효과에 비해 매우 비싼 돈을 치르면서도 심각한 부작용이라는 위험 부담까지 감수해야 한다.

성장호르몬은 키를 크게만 하는 것이 아니라 세포의 회복과 세포의 분열과 증식을 담당하기 때문에 여기저기 자주 아프거나 잔병치레를 하면 성장호르몬은 성장보다 세포 회복에 주로 쓰인다. 성장도 그만큼 더딜 수 있다. 키가 크기 위한 가장 좋은 방법은 잘 먹고 충분히 잘 뛰어놀고 잘 자는 평범한 생활 속에 있다. 이런 식으로 건강한 몸을 만들면 몸에서 분비되는 성장호르몬이 제 역할을 다해서 자랄 만큼 자란다.

질병 예방 차원에서 약을 먹으라는 것은 한마디로 난센스다. 질병 예방에 가장 좋은 것은 약이 아니라 자연에서 난 음식을 먹고 규칙적으로 운동하며 무리하지 않고 평온한 마음을 갖는 것이다.

둘째, 약물의 특성이 고려되지 않을 때도 결과적으로 약물이 과도하게 사용된다. 불필요하게 여러 가지 약이 복합 처방되는 경우도 여기에 포함된다.

약물의 특성이 고려되지 않는 대표적인 경우가 바로 인슐린 처방이다. 약제로 나온 인슐린의 종류도 여러 가지인데 하필 혈당 조절을 어렵게 하고 호르몬 균형을 깨뜨리는 혼합형 인슐린을 줄기차게 처방하는 의사에서부터 인슐린의 각 특성을 고려하지 않은 채 마치 폭탄주를 제조하듯이 마음대로 인슐린을 섞어 처방하는 경우도 흔하다. 먹는 약이 소용없는 1형당뇨인에게 인슐린과 함께 탄수화물 억제제 같은 약을 처방하는 경우도 많다.

2형당뇨인의 혈당 조절에 인슐린 주사요법을 시행하는 것이 매우 효과적이며 삶의 질을 현저히 개선시킨다는 조사 결과가 나오면서, 2형당뇨병 관리에 인슐린 조기 치료 확산이 필요하다는 주장이 많이 제기되고 있다. 2형당뇨인이 인슐린 주사를 맞는다고 다 좋은 건 아니다. 2형당뇨 가운데 인슐린 분비량이 모자라는 경우라면 인슐린 주사가 도움이 되지만, 인슐린 저항성이 있는 2형당뇨인이라면 인슐린 주사를 신중히 사용해야 한다. 그런데 어떤 의사들은 이런 연구와 조사 결과를 마음대로 해석해 당뇨병의 발병 양상과 상관없이 인슐린을 처방해서 인슐린 저항성이 있는 사람의 건강 상태를 악화시키는 경우도 있다.

매일같이 운동하면서 최소량의 경구혈당강하제로 안정적인 혈당 조절이 가능한 2형당뇨인에게 여러 종류의 혈당강하제와 고지혈증약, 혈압약을 이중 삼중으로 복합 처방하는 일도 심심찮게 많다.

셋째, 원인 치료보다 증상 완화에 초점이 맞춰진 대증요법의 경우에도 약물이 남용된다. 가장 흔한 경우가 감기에 걸렸을 때 처방받는 감기약이다. 세균 감염이 아닌데도 항생제를 처방하는 일이 흔하다.

통증 완화와 각종 피부병, 아토피에 많이 쓰이는 스테로이드 제제는 염증을 가라앉히는 데 강력한 효과를 발휘해 처음 등장했을 때는 마치 특효약처럼 여겨졌다. 그러나 증상을 철저하게 억제하는 만큼 질병이 완치되는 대신 만성화되는 심각한 부작용이 있다. 스테로이드는 통증과 염증을 철저하게 억제하는 약이면서 동시에 강력한 호르몬이다. 증상이 일시적으로 매우 빨리 사라지기 때문에 치료된 것처럼 착각하기 쉽다. 그러나 이러한 강력한 대증요법은 우리 몸의 자가 치유 능력을 해친다.

스트레스나 외상으로 우리 몸의 조직이 파괴되면 이를 회복하기 위해 부교감신경의 자극이 이루어진다. 조직 파괴 상태에서는 부교감신경이 지나치게 활성화되어 통증을 수반한다. 부교감신경이 활발해지도록 하는 물질 가운데 프로스타글란딘은 혈관을 확장하고 혈류를 좋게 하여 자가 치료를 가능하게 하는 대신에 발작, 통증, 열을 동반한다. 이때 스테로이드 같은 강력한 약물을 사용하면 프로스타글란딘을 억제하고 혈관을 좁히고 혈류를 막아 발적, 통증, 발열 등의 조직 회복을 위한 치유반응을 억제한다. 증상은 완화하고 치유 작용을 막는 것이다. 해열제, 소염제, 진통제들이 모두 같은 방식으로 작용한다.

이 세 가지 약물이 과다 처방되는 유형 외에도, 일부 의사나 전문가의 권유로 과도한 영양제를 복용하는 것도 우려할 만한 수준이다. 비타민C 제제를 권장량도 아니고 대량으로 먹어야 동맥경화와 암을 예방하고 건강해진다는 주장도 횡행하고 있다. 그러나 비타민은 다른 미량 영양소와 함께 있지 않으면 대사되지 못한다. 더구나 인공으로 만들어진 비타민 제제는 자연 그대로인 우리 몸에서 대사되지 않는다. 비타민 제제의 효과를 기대하기 힘들 뿐만 아니라 비타민 제제 과다 복용으로 인한 부작용과 위험이 학계에 보고되고 있다. 그러나 과일, 채소 등 자연에서 난 음식에서 얻을 수 있는 비타민은 그 음식에 든 다른 미네랄과 함께 체내 대사가 자연스럽게 이루어진다.

신나는 운동과 맛있고 몸에 좋은 음식을 놔두고 굳이 자연스럽지 못한 알약에 많은 기대를 거는 한편에는 제약회사와 의사와 환자의 밀착된 관계가 있다. 노력보다는 쉬운 지름길을 택하는 환자와, 알약 하나로 건강이 보장될 것처럼 광고하는 제약회사, 그리고 이들의 도움으로 앉아서 처방전만 써주면 수입이 저절로 들어오는 의사 간의 삼박자가 지금의 많은 질병들을 키워내는 데 일조하고 있는 것은 아닌지 생각해보아야 한다.

생명을 구하는 의사가 있는가 하면, 생명을 좀먹는 의사도 있다. 건강을 찾는 환자가 있는가 하면, 질병에 매달리는 환자도 있다. 처방전을 써주는 의사든, 처방을 요구하거나 처방전을 받아든 환자든 과연 그 처방이 누구를 위한 처방인지 다시 한번 깊이 생각해보아야 한다.

약이 병을 고쳐주는가

의약의 발달은 인류의 건강 증진에 지대한 공헌을 했지만, 한편으로는 치료 영역이 전문화되고 대증요법 중심으로 발달하면서 이에 따른 부작용도 커졌다.

치료 영역이 점차 세분화되고 전문화되면서 인체 각 부위의 질병에 대해 깊이 들여다볼 수 있게 된 것은 사실이다. 정형외과만 해도 이제는 더 이상 같은 정형외과가 아니다. 팔만 보는 의사, 발만 보는 의사, 손가락만 보는 의사가 따로 있다. 내과도 내분비만 보는 의사, 소화기만 보는 의사, 호흡기만 보는 의사, 순환기만 보는 의사, 알레르기만 보는 의사, 신장만 보는 의사, 류머티즘만 보는 의사가 다 따로 있다.

이렇게 전문화되고 세분화된 대신 전문의들은 다른 진료과목이나 인체의 다른 기관에 대해서는 자세히 알지 못하게 되었다. 그래서 해당 과목의 질환에 대한 치료 효과가 떨어지거나 치료에 의한 부작용도 생겼다. 물론 의료인이 자기 분야 외의 분야에 대해서 아무리 모른다고 해도 전문 과정을 거쳤으니 일반인보다 모를 리야 없다. 그러나 다른 분야에 대해 자세히 모르는 것이 문제가 아니라, 생명 활동 전체를 보기보다 자기 전문 분야만 봄으로써 치료 기회를 놓치거나 더 깊은 병을 만들 수 있다는 데 더 큰 문제가 있다.

실제로 고혈당 혼수로 쓰러지거나 탈진 상태로 병원을 찾거나 당뇨병을 가진 사람이 다른 이유로 병원에 입원했을 때 분명히 당뇨병임을 알렸음에도 포도당 링거를 꽂는다든지, 감기에 걸린 당뇨인에게 혈당을 고려하지 않은 약을 처방한다든지, 통증으로 찾아온 사람에게 스테로이드를 처방한다든지, 생리불순으로 찾아간 사람에게 여성호르몬을 부주의하게 투여한다든지, 치과에서 충치 같은 간단한 처치만 하면 되는데도 당뇨인이라는 이유로 치료를 거부하는 사례 등이 빈번하게 일어난다.

의료인의 자기 분야 내에서도 이런 일들이 일어난다. 당뇨병을 전문으로 하는 내분비내과 전문의조차 호르몬들이 서로 영향을 주고받으며 혈당을 조절한다는 사실을 간과한다. 혈당을 낮추는 데에만 신경 쓰느라 인슐린을 과다 투여하여 항인슐린 호르몬들이 중노동을 하도록 하는 일이 벌어지는 것은 결코 낯선 풍경이 아니다.

의료 현장에서 이런 일들이 벌어지는 이유는 진료과목이 세분화된 데에도 원인이 있지만 현대의학이 대증요법 중심으로 발전해왔기 때문이기도 하다. 대증요법은 질병의 증상을 가라앉히는 데 역점을 둔 치료 방법의 하나다. 당장 통증이나 불편함을 해소한다는 면에서 환자들이 선호하지만 질병의 원인까지 제거하지는 못한다.

가장 흔한 예가 감기다. 감기는 약이 아니라 인체의 면역 활동으로 나을 수 있다. 열이 나고 콧물, 두통, 가래 등의 증상을 약으로 없애는 건 단지 감기가 나은 듯이 보이게 할 뿐이다. 콧물이 나면 항히스타민제, 열이 나면 해열제, 두통이 있으면 진통제, 가래가 나오면 진해거담제 등을 복용하면 증상은 완화시킬 수 있지만, 면역체계 가동을 막아 치유를 더디게 한다. 게다가 모든 약은 크든 작든 모두 부작용이 있다.

위장약을 기호식품 먹듯이 먹는 사람도 있다. 속이 쓰리고 소화가 잘 되지 않는다고 제산제를 먹고 소화제를 남용하면 소화 기능이 점점 약해진다. 속이 쓰린 것은 위산 때문인데 제산제로 위산을 너무 많이 제거해버리면 위에서 음식물을 소화시킬 수 없다. 음식물 소화에 위산이 꼭 필요하기 때문이다. 약으로 해결하려고 하기 전에 과음을 하지 않았는지, 자극적인 음식을 좋아하지는 않는지, 스트레스가 많은지 살펴보고 원인을 제거하는 것이 가장 좋은 방법이다.

무엇보다도 대중요법에 길들여진 사람들의 주의가 필요하다. 몸에 조금만 이상이 나타나도 약을 찾는 사람들은 자신이 갖고 있는 자가 치유 능력을 믿지 못하는 사람들이다. 약을 먹지 않아도 될 상황에서 약을 많이 먹으면 먹을수록 자가 치유 능력의 기회는 사라지고 면역력이 저하되어 진짜 고비를 만났을 때 극복할 힘을 낼 수 없다. 약이 무조건 나쁜 것은 아니다. 자가 치유 능력의 범위를 벗어날 정도라면 약의 도움을 받아야 하지만, 그전에 약에 지나치게 의존해도 스스로 극복할 수 있는 기회와 자가 치유 능력을 잃는다.

당뇨 유형의 대다수를 차지하는 2형당뇨는 생활습관병으로 분류된다. 오랜 기간 과로, 또는 스트레스, 운동 부족, 과음, 과식, 불규칙한 생활 때문에 췌장이 지쳐 있는데 이것을 약으로 회복하려는 태도는 마음에 입은 상처를 빨간약으로 치료하려는 시도나 별반 다를 바가 없다. 처음에는 약의 도움이 필요할 수도 있지만 반드시 이와 함께 습관을 개선해야 지친 췌장의 기능 회복을 돕는다. 습관 개선이 선행·병행되지 않는다면 약은 처음에는 효과가 있어 보여도 혈당 수치만 괜찮아 보일 뿐, 결국 췌장의 기능이 살아날 가능성은 사라지고 혈관은 병들고 만다. 혈관이 병들면 심장, 신장, 눈, 다리, 뇌 등 몸이 모두 망가지는 것이다.

이 점은 아무리 생활습관과 무관하게 발병한 1형당뇨라도 마찬가지다. 어떤 병이라도 병을 관리하려면 생활방식이 건전해야 한다. 인슐린 주사는 초기에 주사 맞을 때나 바늘의 두려움 때문에 어렵지, 한 번 익숙해지고 나면 이보다 더 쉽게 혈당을 내리는 방법은 없다. 생활에 질서가 없는 사람은 주사 맞는 것이 쉬워질 때부터 위험해진다. 만약 먹고 싶은 대로 많이 먹고 혈당을 낮추려고 인슐린 주사를 많이 맞으면 어떻게 될까? 인슐린 민감성은 떨어지고 정도가 심하면 혈관이 망가져 돌이킬 수 없는 상황이 올 수도 있다.

그렇다면 다른 여러 기관에서 발생하는 증상들은 약을 먹으면 해결될까? 콜레스테롤 수치를 낮추는 약을 먹고, 혈압약을 먹고, 혈행개선제를 먹으면 질병의 공포에서 벗어날 수 있을까? 암을 예방한다고 다량의 비타민 제제를 먹으면 정말 암이 생기지 않을까? 그렇지 않다는 것을 그동안 우리는 주위에서 매일같이 보아왔다.

의학계의 원로이신 천희두 선생님과 식사를 할 때였다. 천 선생님의 단골식당 주인인 아주머니가 성인병을 걱정하며 "무슨 약을 먹으면 좋을까요?" 하고 물었다. 그러자 천희두 선생님이 간단명료하게 답변했다. "약이 뭔 필요가 있어. 부지런히 뛰어다니면 되지!"

약에 지나치게 의존하는 사람들의 성향은 대사증후군의 발생, 또는 만성질환의 진행 악화와 무관하지 않다. 모두 그런 것은 아니겠지만, 고혈당과 고혈압, 고지혈증을 다 가지고 있는 사람들과 얘기를 나누다 보면 이들의 병이 호전되지 않고 자꾸 깊어지는 이유를 찾을 수 있다. 이들은 완치를 바라면서도 완치를 위해 노력하기보다는 쉽고 편하게 치료할 수 있는 약을 찾는다. 생활습관은 바꾸지 않은 채 혈당강하제를 늘려서 먹고, 인슐린 저항성이 있는데도 인슐린 주사를 과다 투여하고, 운동과 식사 관리를 통해 체지방을 줄이기보나 지방 대사를 억제하는 약이나 체지방 흡입술에 의존하려 한다.

질병의 증상은 몸이 우리에게 원인을 찾으라고 보내는 신호다. 교통사고로 뼈가 부러져 걷지 못하게 됐다면 교통사고라는 원인이 분명히 존재한다. 이는 우리 의지와 상관없는 외부 원인이지만 어쨌든 원인이 존재하는 것이다.

마찬가지로 혈당이나 혈압, 콜레스테롤 수치가 높다면 이런 증상이 나타나기 전에 원인이 반드시 존재한다. 피로하고 목이 마르고 뒷목이 뻣뻣하고 손발이 저린 것도 증상이지만 고혈당, 고혈압, 고지혈증도 증상이다. 고혈당을 예로 들어보자. 고혈당은 인슐린 분비 기능에 이상이 생긴 결과이기도 하지만 다른 질병을 유발하는 원인이자 자율신경과 호르몬의 균형이 깨져 있음을 나타내는 증상이기도 하다.

우리 몸은 고혈압, 고혈당, 고지혈증 등의 높은 수치를 통해 우리에게 그 증상들이 나타나게 된 원인을 제거하라고 신호를 보낸다. 이때는 증상이 나타나기 전의 상황에 주목해야 한다. 증상의 원인은 식습관이나 운동 부족, 스트레스 등 우리 생활 속에 있다. 그런데 증상이 보내는 신호를 무시하면 빨간 신호등을 무시하고 교차로를 지나는 꼴이다. 또 약으로 증상을 없애버리면 신호등이 꺼진 교차로를 지나야 하는 것과 같은 위험한 상황에 놓인다. 약은 적절하게 사용할 때나 약이지 지나치면 독이 될 수도 있다.

기름진 음식과 불량식품을 즐기거나 부정적인 감정에 휩싸여 지내거나 운동을 끔찍하게 싫어하면서 약을 사용하는 경우를 보자. 이런 생활을 지속하면서 혈압약을 먹은들 혈압이야 어떻게 유지할 수 있겠지만, 교감신경이 항진되어 무너진 자율신경의 균형을 회복할 기회를 얻지 못한다. 혼합형 인슐린 같은 주사를 맞으면서 항인슐린 호르몬들이 중노동을 해서 만든 정상 범위의 혈당을 보고 만족한다면, 잠깐 정상 범위의 혈당을 볼 수 있을진 몰라도 교감신경의 과도한 작용으로 무너진 자율신경의 균형을 회복할 기회를 잃어버린다.

신호등이 꺼진 교차로를 사고 없이 무사히 지나갈 수도 있다. 그럴 수만 있다면 매우 운이 좋은 것이다. 그러나 인류역사상 이런 운을 믿은 대다수의 사람들은 사고를 피할 수 없었다. 운을 믿기보다 자신의 삶을 책임지고 운명을 개척했던 사람들은 안녕과 행복을 보장받았다.

혈당만 보면 혈당을 조절할 수 없다

　인슐린 분비 문제를 겪는 사람들 가운데 많은 이들에게 혈당 조절에서 어려움을 겪는 이유는 드러난 혈당만 보기 때문이다. 혈당만 보면 혈당을 조절하기 위해 가장 먼저 인슐린부터 다루려고 한다. 혈당강하제를 복용하는 경우에는 혈당강하제의 용량을, 인슐린 주사를 사용하는 경우에는 인슐린 주사의 용량부터 조절하려는 것이다. 이러한 대처 방법이 틀린 것만은 아니다. 당장 혈당부터 조절하는 것이 순서로도 맞다. 그러나 이와 함께 이상 혈당이 나타난 원인을 살펴서 원인 제거부터 하는 것이 근본적인 대처 방법이다. 그렇지 않으면 이상 혈당이 반복적으로 나타나기 때문이다.

　따라서 2형당뇨인이면서 혈당이 조금 높다고 해도 모두 약을 복용할 필요는 없다. 혈당 조절 정도가 정상 범위에 가깝게 유지된다면 운동과 음식 관리로도 혈당 관리가 가능하기 때문이다. 운동과 음식 관리로도 혈당을 조절하기 어려울 때 약을 복용할 수 있는데, 물론 이때도 음식 관리와 운동은 반드시 필요하다.

　2형당뇨인이 모두 같은 약을 복용하지는 않는다. 2형당뇨는 크게 두 가지 유형으로 나눌 수 있다. 인슐린 분비량이 모자라서 혈당에 이상이 나타난 경우와 인슐린 분비량은 정상이거나 많은데 인슐린이 제대로 작용하지 못하는 인슐린 저항성을 가진 경우다. 그러므로 2형당뇨 유형의 특성에 맞게 약도 선택적으로 복용해야 한다.

　2형당뇨인이 주로 복용하는 약은 크게 다섯 가지로 나눌 수 있다. 인슐린 분비를 촉진시키는 약, 탄수화물 대사를 억제하는 약, 간의 당 생성을 억제하는 약, 인슐린 저항성을 줄이는 약, 소변으로 당을 배출하는 약이 그것이다.

　대개 인슐린 분비량이 모자라는 경우에는 인슐린 분비를 촉진시키는 설폰요소계 약물과 메글리타이드계 약물을 사용한다. 이 약들은 주로 식후 혈당을 조절하는 데 쓰인다. 그런데 약을 먹어서 강제로 인슐린 분비를 촉진시키는 경우, 췌장 기능에 점차 부담이 가중되어 점차 인슐린 분비 기능이 떨어질 수 있다. 인슐린 분비가 부족한 유형의 당뇨인에게는 복용약보다 인슐린 주사 투여가 췌장 기능에 무리를 주지 않으면서 혈당 조절에 효과적이어서 최근에는 인슐린 주사 처방이 늘어나는 추세다.

인슐린 분비량이 모자라거나 인슐린 저항성이 있으면 식후 혈당 상승이 심할 수 있는데, 이것을 막기 위해 탄수화물 대사를 방해하여 장에서 당이 흡수되는 속도를 늦추는 약도 쓰인다. 주로 과식을 하는 사람들에게 쓰이고, 탄수화물 대사를 억제함으로써 혈당 상승을 억제하는 효과를 기대하지만 식습관을 개선하기 전에는 큰 효과를 기대할 수 없다. 일반적으로 알려진 부작용으로는 복부팽만, 설사, 가스 등인데 실제로 나타나는 부작용은 이보다 심각하다. 간 기능이 손상되어 간수치가 올라가기도 한다.

식후 혈당 외에 공복 혈당이 높을 때 사용하는 비구아나이드계 약물은 간에서 당이 지나치게 만들어지는 것을 억제하고 인슐린의 작용을 도와 당 대사가 원활하게 이루어지도록 하며 당이 장에서 흡수되는 것을 감소시킨다. 인슐린 분비를 촉진시키는 효과가 없어서 저혈당의 위험이 없다. 간에서 당 생성이 많아서 공복 혈당이 높은 것은 그만큼 활동에 쓰이고 남은 당의 양이 많다는 뜻이다. 운동량이 적은 경우라고도 할 수도 있고, 음식 섭취량이 많은 경우라고도 할 수 있다.

인슐린 저항성이 있는 사람에게는 주로 인슐린 감작제가 쓰인다. 급한 대로 약을 사용해야겠지만 인슐린 저항성이 있다는 것은 그만큼 체지방량이 많다는 뜻이다. 인슐린 저항성이 있을 때는 무엇보다 원인을 개선해야 한다. 인슐린 저항성이 있다면 특히 운동에 주력하고, 정해진

칼로리 내에서 음식을 섭취하는 등 엄격하게 음식을 관리해야 한다.

인슐린 분비가 적거나 인슐린 저항성이 있는 유형 모두 고혈당이 문제가 되지만, 약을 복용하기 시작하면 경우에 따라 약물 부작용과 저혈당이 나타날 수도 있다. 따라서 다음 진료 때까지 처음 처방대로만 따르지 말고 수시로 혈당을 측정해서 용량을 변경하고 생체리듬에 따라 복용 시간에도 주의를 기울여야 한다.

약을 복용하는 2형당뇨인 가운데는 혈당 조절이 안 돼 인슐린 주사로 혈당 관리 방법을 바꾸기도 한다. 그런데 약을 복용하면서 혈당 조절이 안 되는 경우는 대부분 생활습관이 예전 그대로이기 때문이다. 생활방식이 바뀌지 않는 한 인슐린 주사를 투여한다고 해서 눈에 띄게 혈당 상태가 좋아지지 않는다. 혈당이 높다고 약에만 기댈 것이 아니라 자신의 생활습관을 바꾸는 것을 우선순위로 삼아야 한다.

실제적인 혈당 관리 차원에서는 생활습관의 개선과 함께 혈당 측정을 수시로 하는 습관을 들여야 확실하게 혈당을 조절할 수 있다. 당뇨병 전 단계거나 이제 막 당뇨병 단계에 들어섰고, 혈당이 정상 범위에서 크게 벗어나지 않는다면 병원에서 권고하는 대로 하루 4회만 혈당 측정을 해도 된다. 그러나 이상 혈당이 자주 나타나고 혈당의 변동폭이 크다면 하루에 7~10회 이상의 혈당을 측정해야 이상 혈당에 대처할 수 있다.

인슐린 분비 기능에 이상이 생기고 나면 혈당은 일정한 수치를 유지하지 않으며 한순간도 쉬지 않고 끊임없이 변한다. 올라가거나 내려가고 있던 어느 한 시점에서 측정된 수치만으로는 안심할 수 없는 것이다. 혈당강하제를 복용하거나 특히 혼합형 인슐린을 사용하는 사람이라면 이상 혈당이 숨어 있을 확률이 매우 높다. 하루 7~10회의 혈당 측정은 생각지 못한 혈당을 발견하기에 가장 좋은 방법이다.

혈당이 끊임없이 변하므로 혈당 측정기에 나타난 수치만 봐서는 곤

란하다. 그 수치는 측정한 그 순간의 혈당일 뿐이다. 앞서 측정한 혈당 수치와 현재의 혈당 수치를 비교해서 혈당이 올라가고 있는지 내려가고 있는지 확인해야 한다. 이 추이를 확인하면 저혈당이 나타나기 전에, 또는 고혈당이 되기 전에 적절하게 대처할 수 있다. 추이를 읽을 수 있게 되면 정상 범위의 혈당이 나타나더라도 결코 안심할 수 없다는 사실도 알게 된다.

당뇨병과 관련하여 대부분의 사람들이 고혈당에 주의를 기울인다. 특히 당뇨 인구의 대다수를 차지하고 있는 2형당뇨의 경우에는 저혈당보다는 대체로 높은 혈당이 지속적으로 나타나기 때문에 당뇨 관리의 초점이 혈당을 낮추는 데 맞추어져 있다.

그러나 고혈당이라는 현상만 보면 잘못된 혈당 관리 방법을 택하기 쉽다. 혈당이 높을 때 사람들은 혈당강하제를 복용하거나 인슐린 용량을 늘리는 방법을 선택한다. 또는 음식 섭취량을 줄이거나 운동을 시작한다. 이 가운데 어떤 방법을 선택하든, 또는 여러 가지 방법을 복합적으로 실행하든 지속적인 혈당 조절에 성공하기는 쉽지 않다. 자신에게 나타나는 고혈당의 원인과 혈당을 유지하기 위한 현상들을 정확히 알기 전에는 말이다.

당뇨병을 가진 당사자나 진료하는 의사는 이상 혈당의 문제가 나타났을 때 인슐린이라는 호르몬 한 가지만 보는 우를 범하기 쉽다. 그중 하나가 혈당이 높다고 인슐린 주사량을 무조건 늘리는 일이다. 인슐린 용량이 많아서 혈당이 높은 경우도 매우 많다. 인슐린 용량을 늘리면 당장 혈당을 낮출 수는 있지만, 인슐린 용량이 많아졌을 때 그만큼 저혈당이 일어날 확률이 높아지는 것도 감수해야 한다.

그런데 저혈당은 저혈당에서 그치지 않는다는 점이 문제다. 인슐린 용량이 많으면 저혈당을 막기 위해 항인슐린 호르몬들이 활발히 작용해서 분비량이 늘어나 고혈당이 나타날 수 있다. 이처럼 인슐린 하나만 혈당 조절에 관여하는 것이 아니라 항인슐린 호르몬들이 함께 관여하여 이들의 관계 속에서 혈당 조절이 가능해진다.

호르몬들 사이의 균형은 인간이 상상할 수 없을 만큼 매우 복잡하고 정교한 과정을 거쳐 이뤄진다. 정상 범위의 혈당 수치가 정상적인 방법으로 이루어졌을 때와 비정상적인 방법으로 이루어졌을 때 혈당 수치는 같을지 몰라도 그 내용은 완전히 다르다. 하나는 인슐린과 항인슐린 호르몬 사이에 균형이 이루어져 만들어지는 혈당이고, 또 다른 하나는 인슐린과 항인슐린 호르몬의 과도한 양으로 인해 균형이 무너져 간헐적으로 정상 범위의 수치를 보이는 혈당이다.

혼합형 인슐린으로 아무리 정상 혈당을 만든다 한들 24시간 가운데 혈당은 몇 번이나 정상 범위에 들까. 또 정상 범위에 들었더라도 항인슐린 호르몬들의 중노동 없이 만들어진 혈당은 몇 번이나 되겠는가. 혼합형 인슐린을 사용하는데 혈당이 정상 범위로 나오는 것은 매우 위험하다. 정상처럼 보이는 혈당이 무너진 호르몬의 균형을 가린 채 몸 전체의 건강에 심각한 지장을 초래하기 때문이다.

사람마다 다 다르기 때문에 혼합형 인슐린이 맞는 사람도 있다고 믿고 싶어하는 사람도 있다. 이것이 1형당뇨 아이를 둔 부모의 경우일 때 더욱 안타깝다. 부모의 잘못된 믿음 때문에 자식의 몸이 망가져 나중에는 자식뿐 아니라 부모의 가슴도 함께 멍들기 때문이다. 사람마다 다르다는 말은 매우 그럴듯해 보이는 말이다. 그러나 각기 생김새와 환경이 다 다르더라도 인체의 작용 방식은 누구나 똑같다. 그렇지 않았다면 의학이 생기지도 못했을 것이다.

이 세상 누구도 혼합형 인슐린의 7:3, 8:2, 75:25 비율대로 밥을 먹고 운동을 하고 기분이 변하는 사람은 없다. 한두 번쯤은 혼합형 인슐린의 비율에 생활이 맞을 수도 있겠지만, 사람은 기계가 아니다. 혼합형 인슐린의 고정된 비율에 맞춰 살 수 없는 것이다. 사람에게 인슐린을 맞춰야 한다.

같은 맥락에서, 인슐린 주사를 사용하는 데 심각한 문제 가운데 또 한 가지는 24시간 가까이 작용하는 중간형 인슐린을 저녁에 투여하는 것이다. 밤부터 아침까지 고혈당이 나타난다고 저녁에 중간형 인슐린을 투여하면 당장 혈당이 내려가거나 아침 혈당이 조절되는 것처럼 보일 수도 있다. 그러나 새벽에 저혈당이 나타날 확률이 높아지고, 중간형 인슐린이 다음 날까지 계속 작용하면서 약효가 강력하게 발휘되는 피크타임과 다음 날 아침에 또 맞게 되는 중간형 인슐린과 초속효성 인슐린의 약효가 겹치면서 예상하기 어려운 혈당이 불규칙하게 튀어나온다. 자는 동안 부교감신경이 작용하여 충분히 휴식을 취할 수 있어야 하는데 밤에 중간형 인슐린을 맞으면 내려가는 혈당 때문에 교감신경이 항진되어 충분한 휴식을 취할 수 없다.

혈당을 낮춰야 한다는 강박관념 때문에 약을 잘못 사용하는 경우도 있다. 개인마다 췌장 기능의 능력과 한계가 다르다. 인슐린 분비량이 적은 사람에게 인슐린을 분비하게 하는 약을 복용하도록 하면 곧 인슐린 분비 기능에 무리가 따를 수 있다. 또 인슐린 분비량이 과도해서 인슐린 저항성이 있는 사람에게 인슐린 주사를 투여하면 인슐린 저항성이 더 커지기도 한다.

정말 심각한 문제는 인슐린 저항성을 가진 사람이 불량식품에서부터 야식까지 마음껏 먹고 인슐린 용량을 한없이 늘리는 경우다. 그러면서 불량식품을 먹었다는 사실은 감추고 혈당이 높고 인슐린 용량이 자꾸 늘어난다고 걱정하고 한탄한다. 인슐린 저항성이 있다면 기름지고 칼로리 높고 식품첨가물이 든 불량식품을 피하고 운동에 주력해야 한다. 인슐린만 늘린다고 해서 혈당이 좋아질리 만무하고 건강만 해친다. 이상 혈당이라는 증상만 보고 혈당과 씨름하지 말라. 원인을 찾는 게 순서다. 원인을 찾으려거든 생활방식을 돌아보라.

사라져버린 주체,
병을 다스려야 할 사람은 누구인가

　생활습관과 관련된 질환에 걸린 사람이 의사의 권유를 받아들이지 않고 건강에 바람직하지 않은 생활습관을 그대로 이어간다면 긍정적인 결과를 기대하기 힘들다. 그런데 경우에 따라서는 의사 말만 듣는 것이 병을 키우는 길이 될 때도 있다.

　가장 흔한 예는, 불필요하게 항생제 처방을 남발하는 의사의 지시를 그대로 따르는 경우다. 모든 의사가 다 이렇지는 않지만 이런 의사들을 보면 의사라고 다 같은 의사는 아닌 것 같다. 세균에 의한 감염이 아닌 데도 가벼운 감기 증상만 보여도 항생제를 처방하는 일은 아직도 흔하게 일어나고 있다. 항생제를 남용하면 내성이 생겨서 정작 항생제가 필요할 때 약효가 제대로 발휘되지 않는다. 항생제에 대한 내성이 생겼다는 것은 스스로 병을 이겨낼 수 있는 면역력이 저하되었음을 의미한다.

　의사의 처방만 따르다가 낭패를 보는 대표적인 예는, 인슐린 주사를 사용하는 당뇨인의 경우다. 인슐린 주사요법과 실제 효과에 대한 연구가 미비한 현실에서 의료인과 사용자 모두 인슐린 주사를 익숙하게 다루는 사람이 적은 것은 사실이다.

　인슐린은 강력한 호르몬이기 때문에 더욱 신중하게 다루어야 한다. 그런데 국내에서 1형당뇨 환자를 가장 많이 진료하고 이 분야 권위자라고 하는 의사조차도 혼합형 인슐린을 하루 두 번 처방하는 게 현실이다. 믿기 힘들지만, 밤마다 저혈당으로 고생하면서도 의사가 처방했다는 이유만으로 해괴한 인슐린 주사요법과 정해진 용량을 몇 년씩이나 따르는 사람도 많다.

　음식의 종류와 양은 매일 달라진다. 운동하는 정도도 늘 달라진다. 기분도 매일 다르다. 이 모든 것이 호르몬의 작용과 혈당에 영향을 준다.

그런데 먹는 약이나 인슐린 용량이 늘 처방 그대로라면 과연 그 몸은 온전할까? 반면 뒤늦게 이를 깨닫고 인슐린 주사요법을 바꾸고 스스로 주사 시간과 용량을 조절하며 건강을 가꾸어가는 사람도 있다.

이 두 경우의 차이는 권위에 의존하느냐 스스로 자기 몸의 주인이 되느냐의 선택에 있다. 외적인 방법을 택하느냐 스스로의 노력을 택하느냐의 차이다. 약에만 의존하느냐 약이 독이 되지 않도록 사용하면서 자기 생활방식을 가꾸어가느냐의 차이다.

많은 사람들이 의사가 처방했으니 당연히 몸에 좋을 것이라 생각한다. 그러나 세상은 그렇게 만만하지 않다. 물론 의사도 환자를 위해 약을 처방한다. 하지만 의사라고 해서 모든 것을 다 아는 건 아니다. 다만 모른다는 사실을 알리고 싶어 하지 않을 뿐이다. 그러나 적어도 전문의이고 위험한 약을 다루어야 한다면 반드시 정확한 사용법에 대해서 알아야만 한다. 일반적으로는 모르는 것은 죄가 아니지만, 환자의 건강과 생명을 책임져야 할 의사가 환자에게 처방하는 약에 대해서 모르는 건 죄가 될 수도 있다. 배고픈 사람이 가게에서 빵을 훔치는 것은 죄가 되는데 의사가 환자의 건강을 해치는 약을 처방하는 일은 죄가 되지 않는다면 그것은 모순이다. 의사라는 직분은 단순한 직업이 아니다. 환자가 의사의 권위를 따를 때 치유의 효과가 크다고 하는데, 이때 의사의 권위는 직업에서 나오는 것이 아니라 의사로서 환자에 대한 직분을 다했을 때 나온다.

그렇더라도 질병을 악화시키는 건 환자의 책임이 더 크다. 특히 생활습관과 관련된 질환의 경우에는 대부분의 책임이 환자에게 있다. 부모나 형제가 의사라면 병을 고쳐줄 수 있을까? 병을 예방하거나 걸린 병을 관리하는 건 누구도 아닌 자신이다. 3분 이내의 진료 시간 동안 환자의 얼굴도 쳐다보지 않은 채 기계적으로 차트를 작성하는 의사보다 하루 종일 자기 몸을 스스로 돌볼 수 있는 자신이 자기 몸을 더 잘 알 수 있지 않겠는가. 그런데 스스로 극복하려는 의지가 없는 사람은 남에게, 의사에게, 약에 의존하려는 경향이 강하다. 그리고 이런 사람들일수록 의사에게 매달린다. 이는 자신에게 일어날 일에 대한 책임을 회피하는 태도다. 큰 병원에 가면 질병의 원인을 알고 치료할 수 있을 거라는 환상을 갖기 전에 자신의 생활방식을 먼저 돌아보라. 답을 찾을 수 있을 것이다.

의사의 말이니까 믿는다? 나 역시 훌륭한 의사를 존경한다. 그러나 의사가 신은 아니다. 건강에 도움이 되는 길을 제시해줄 수는 있을지언정 절대적인 기준이 될 수는 없다. 모든 병은 병을 앓고 있는 당사자가 자기 병에 대해 많이 알수록 좋다. 그리고 의사의 조언과 더불어 스스로가 자신의 몸에서 실제로 벌어지는 현상에 주목하고 그것을 지표로 삼아 정성껏 돌보아야만 자신을 지킬 수 있다.

단순히 오래 살기 위한 기대수명을 바라기보다 질병이나 장애 없이 양질의 삶을 누리려는 데 초점을 맞추면 건강수명은 저절로 늘어날 것이다. 병이 완치되기를 바라기보다 병과 함께 놀면서 하루하루를 충실하게 살아야 양질의 삶이 보장된다. 양질의 삶은 다른 누군가가 대신해줄 수 있는 게 아니라 자신이 주도적인 삶을 살 때 가능하다.

인슐린을 적게 사용하는 것이 전부는 아니다

먹지 않아도 오르는 혈당

혈당을 조절하기 위해 혈당 조절 약물의 복용량을 늘리거나 인슐린 투여량을 늘리는 사람들이 있는가 하면, 경구약 용량을 줄이거나 인슐린 주사를 적게만 맞으려는 사람도 있다. 인슐린을 많이 사용하는 것이 건강에 해로울 수도 있다는 것을 어설피 들은 사람들은 경구약이나 인슐린 주사 용량을 지나치게 줄이다가 혈당도 조절하지 못하고 건강을 잃기까지 한다.

인슐린 요구량이 적을수록 좋다고 해서 먹는 약이나 주사량을 무조건 줄일 수는 없다. 약을 지나치게 줄이면 너무 적게 먹어야 하고 지나치게 운동해야 한다. 이로 인해 활기를 잃고 지치고 또 다른 질병이 야기될 수도 있다. 그러므로 혈당강하제나 인슐린 주사 용량의 조절은 풍부한 자연식과 꾸준하고 적절한 운동을 함께했을 때 혈당이 조절되는 범위 내에서 이루어져야 한다.

당뇨병에 걸리거나 인슐린 분비 문제로 인한 대사증후군을 예방하려면 음식을 적게 섭취하는 것이 좋을까? 당뇨병에 대해서 일반적으로 알려진 가장 큰 오해 가운데 하나는 먹는 것을 철저히 제한해야 한다는 생각이다. 물론 먹지 않으면 대개는 인슐린 요구량이 줄어들고 혈당이 내려갈 수 있다.

그러나 항상 그런 것만은 아니다. 작은손 카페와 앞서 펴냈던 《춤추는 혈당을 잡아라》와 《당뇨로부터의 자유》를 통해 인슐린을 최소한으로 사용하면서 혈당을 조절할 수 있으면 아주 좋다고 말한 바 있다. 덧붙여 인슐린을 최소한으로 사용하여 건강을 지키기 위해서는 꾸준한 운동과 자연식 위주의 모자람 없는 식사, 심리적인 안정이 중요하다고 강조해왔다.

인슐린에만 전적으로 의지해서 정상 혈당을 유지하려는 것은 인슐린의 과도한 사용에 해당한다. 약을 복용하든 인슐린 주사를 맞든 맞지 않든, 과로가 이어지는 생활을 하거나 스트레스 속에서 살거나 운동을 하지 않고 가공식품이나 고칼로리를 섭취하는 것이 이 경우다. 인슐린을 과도하게 사용했을 때 생기는 문제는 앞서 얘기했던 바와 같다.

그러나 여기에는 정도가 있다. 인슐린을 적게 사용하는 것이 좋다고 해서 무리가 될 정도로 운동을 많이 하고 음식을 최대한 제한하는 경우도 있다. 욕심내서 운동을 지나치게 하고 음식을 제한하면 처음에는 인슐린 요구량이 줄어들기는 줄어든다. 그러나 이 과정은 오래 지속하기 힘들고 효과도 오래가지 않는다. 또한 이 방법으로는 혈당의 이상뿐 아니라 또 다른 건강상의 문제들이 발생할 수 있다.

혈당에 이상이 생기면 많은 사람들이 쉽게 생각하는 것 가운데 하나가 음식량을 줄이면 혈당이 조절될 것이라는 믿음이다. 평소에 인스턴트, 가공식품을 많이 섭취하고 과식하는 대식가라면 음식을 줄여야 한다. 그러나 음식량을 줄일수록 좋다는 믿음이 지나치면 엄격하다 못해 당뇨 때문에 제대로 먹지도 못하고 배고픔 속에 산다는 말이 나온다. 이쯤 되면 사는 낙이 없어지고 음식에 대한 욕구는 말도 못할 정도로 커진다. 비록 입으로는 음식이 들어가지 않아 뱃속은 비어 있더라도 머릿속에서는 음식에 대한 생각으로 가득 찬다.

혈당에 이상이 있어도 허기가 지지만 혈당과 상관없이 음식 내용과 양으로 봤을 때, 기초 칼로리도 채우지 못하고 항상 배고픔을 느낄 정도로 음식 섭취를 극도로 제한하면 교감신경은 긴장 상태가 된다. 불만족이 불러오는 스트레스 상태다. 교감신경이 활발하게 작용하면 아드레날린, 코르티솔 등의 항인슐린 호르몬들의 분비량이 늘어나면서 인슐린의 작용을 방해한다.

평범한 식사를 하던 사람에게 지나친 열량 제한은 바람직한 방법이 아니다. 먹는 양을 줄이면 혈당을 조절할 수 있을 거라는 생각은, 음식 섭취량을 줄이면 인슐린 분비 기능이 남아 있는 사람에게는 췌장의 부담을 줄여주고, 인슐린 주사 사용자에게는 인슐린 주사량을 줄여줄 것이라는 단순한 산수 같은 생각에 지나지 않는다. 실제로 우리 몸은 그리 단순하지 않아서 기대하는 것과 다른 결과가 나타난다. 기초대사를 할 수 없을 정도, 또는 그에 준하는 정도로 적게 먹으면 지방 축적은 더 잘 일어나고 인슐린 작용은 방해를 받는다.

장구한 세월 동안 인체는 굶주림이라는 비상 사태에 대비해 에너지를 축적하는 방식을 터득했다. 섭취한 음식을 지방으로 축적하는 것이다. 일정 칼로리가 체내에 들어오면 활동에 필요한 에너지로 사용하고 나서 나머지는 모두 지방으로 축적한다. 지방 축적은 쉽게 일어나는 반면, 지방 분해는 비상시를 대비해 쉽게 일어나지 않는다. 지나치게 적은 칼로리를 섭취하면 우리 몸에서는 그것을 비상 사태로 인식하고 지방 축적에 더 열을 올리는 것이다.

체지방이 축적되고 교감신경이 항진되어 있으면 대사 작용이 둔화되고 자율신경의 균형이 무너짐으로써 호르몬 불균형이 초래되어 불안정한 혈당이 나타나고 몸 여기저기가 삐걱거리기 시작한다.

혈당 차원에서 극명한 효과를 나타내는 1형당뇨인의 음식과 혈당의 관계를 살펴보면, 먹지 않는다고 해서 혈당이 내려가는 것만은 아니라는 사실을 분명하게 확인할 수 있다. 이것은 단지 1형당뇨인만의 문제가 아니다. 일반인의 몸에서 일어나는 혈당 수치의 변화를 뚜렷하게 관찰하기는 어렵지만, 1형당뇨인의 몸에서 일어나는 변화는 매우 선명해서 혈당 수치의 차이만 있을 뿐, 똑같이 일어나는 자율신경과 호르몬의 변화를 잘 보여주기 때문에 1형당뇨인의 몸에서 일어나는 변화를 예로 든 것이다.

운동은 노동이 아니다

운동을 많이 하면 혈당이 내려갈까? 운동을 많이 하고 근육량을 늘리면 혈당 조절에 좋지 않을까? 물론 대부분의 경우에는 좋다. 운동을 하면 근육에서 당 소비가 늘어나고 근육량이 늘어나면 인슐린 민감성이 커져서 인슐린이 많이 필요하지 않게 된다.

운동은 인슐린 요구량을 줄이는 데 매우 효과적인 방법이지만, 문제는 운동을 지나치게 많이 하는 경우다. 과도하게 운동을 하면 음식과 마찬가지 문제를 불러온다. 특히 웨이트 트레이닝으로 근육을 과하게 키우려고 하거나 마라톤처럼 몸을 혹사시키는 운동을 무리하게 하면 건강을 위협하는 크고 작은 문제들이 발생한다. 체력의 극한까지 몰고 가는 운동은 의지를 단련시키는 과정처럼 보일 수 있겠지만, 이는 병을 극복하기보다 병을 키우는 결과를 초래할 수도 있다.

운동이 부족하면 여러 질병의 주요 원인이 되고 혈당 관리에도 매우 큰 문제가 되지만, 운동이 지나쳐도 문제다. 운동을 하고 나면 개운한 기분도 들고, 특히 보디빌딩을 하면 달라지는 몸을 보면서 점점 욕심이 생겨 무리할 수도 있다. 그러나 몸매와 건강이 항상 일치하지는 않으며 운동과 건강이 항상 일치하지도 않는다.

따라서 평소에 할 수 있는 정도의 운동이 충분하다. 보디빌더나 마라토너 같이 선수들처럼 운동을 하면 혈당의 불균형에서부터 각종 질환에 이르기까지 우리 몸 여기저기가 고장나기 쉽다. 췌장이 튼튼한 사람이라고 해도 프로 선수들처럼 혹사하면 질병에 시달릴 수 있는데, 췌장에 이상이 온 경우라면 더욱 조심해야 한다.

운동량의 증가는 일반적으로 인슐린 요구량을 줄여 혈당강하제와 인슐린 주사의 용량을 줄이면서도 저혈당 발생 빈도를 높인다. 저혈당이 자주 나타나면 혈당 상태가 불안정해지고 고혈당도 함께 나타날 가능성이 크다. 반대로 운동이 지나치면 교감신경 항진으로 혈당이 올라가기도 한다. 그래서 혈당강하제를 복용하는 당뇨인은 순간적으로 복용량이 늘어날 수도 있고, 인슐린 주사 사용자는 인슐린 투여량의 증가와 함께 고혈당과 저혈당을 함께 걱정해야 한다.

활동이 늘어나면 대사 에너지도 그만큼 많이 필요하다. 대사 에너지가 많이 필요하다는 것은 그만큼 많은 당이 필요하다는 뜻이기도 하다. 일상생활에 필요한 정도의 활동을 위해서는 혈당이 올라가더라도 체내에서 분비되는 인슐린이나 투여된 인슐린으로 고혈당이 되지 않지만, 욕심을 내어 운동을 과도하게 하면 운동량을 감당하기 위한 에너지로 당이 필요하고, 이에 따라 포도당 합성이 이루어져 일정한 양의 인슐린으로는 혈당의 상승을 감당하기 어려울 수도 있다.

운동을 하면 인슐린을 적게 사용할 수 있고 혈당도 내려준다고 해서 당뇨가 있는 아이들에게 억지로, 또는 무리하게 운동을 시키는 부모들도 있다. 운동을 억지로, 또는 무리하게 하면 운동이 힘겹게만 느껴져

교감신경이 항진되어 운동 효과가 떨어지고 오히려 혈당이 올라가기도 한다.

혈당이 높을 때 운동하는 것도 위험하다. 혈당이 약 250mg/dl 이상 높은 상태에서 운동을 하면 혈당이 내려갈 수도 있지만 오히려 혈당이 올라가는 일도 생긴다. 고혈당 상태는 혈액 속에 남아도는 당을 충분히 이용하지 못하는 상태이자 인슐린이 충분히 제 기능을 못하는 상태이기도 하다. 이 상태에서 운동을 하면 당을 에너지로 이용하지 못하기 때문에 지방을 분해하여 에너지로 사용한다. 이때 지방 분해 과정에서 케톤이 생성되어 케톤산증으로 생명이 위협받을 수 있다.

지방을 분해하는 과정에서 지방을 완전히 연소하지 못해 생기는 케톤체는 혈액을 산성화시킨다. 고혈당 상태가 지속되거나 이 상태에서 운동을 하면 근육과 지방과 다른 조직에서 지방 분해가 이뤄지면서 유리지방산 농도가 증가한다. 유리지방산 증가는 간에서 포도당 생산이 많아지도록 한다. 지방 분해가 증가하면 글리세롤도 증가해서 간에서의 포도당 생산은 더 늘어나 고혈당이 더 심해지는 악순환이 이어진다. 이 상태를 방치하면 당뇨병성 케톤산증으로 이어지고 케톤산증을 방치하면 혼수 상태에 빠지고, 심하면 사망에 이르기도 한다. 강도 높은 운동을 지속하는 경우에는 운동을 하기도 전에 혈당이 올라가기도 한다. 예를 들어, 인슐린 주사를 맞는 사람이 밥을 먹고 나서 운동하는 경우를 보자. 특히 아침 식후에 웨이트 트레이닝을 하는 사람은 다른 날과 비슷한 혈당 상태에서 운동을 하지 않을 때와 똑같은 용량의 인슐린 주사를 맞더라도, 운동하는 날 운동도 하기 전에 아침 식후 혈당이 치솟는 상황이 발생할 수 있다. 이때 추가로 인슐린을 투여해서 혈당을 내려놓지 않으면 운동을 하기 어렵고, 어느 정도 괜찮겠다고 판단해 운동을 하더라도 혈당이 더 올라가기도 한다.

왜 이런 일이 생길까. 다른 시간보다도 아침 식후 이런 현상이 잘 나타나는 이유는 각성을 유도하고 활동을 위해 준비하는 아침에 코르티솔 분비량이 늘어나 간에 저장된 당을 꺼내기 때문에 혈당이 올라갈 수 있는 환경이 만들어지기 때문이다. 인슐린을 투여하는 사람들은 이와 더불어 전날 아침에 투여한 기저 인슐린의 약효가 소진되는 시점이기 때문에 혈당이 더 잘 올라갈 수 있는 조건에 놓인다. 여기에 힘을 써야 할 일을 앞두고 있으면 신체적인 긴장 상태가 나타나 강도 높은 운동에 대비한다. 즉 교감신경이 항진되어 혈당이 올라가는 것이다.

질병 예방 차원과 당뇨병 관리에 있어서 운동은 매우 중요하다. 그러나 운동은 규칙적이고 적절하고 즐거워야 하며 운동하는 만큼 충분히 휴식을 취해야 한다. 인슐린 분비 기능에 문제가 있는 사람에게 휴식이 모자라면 교감신경이 항진되어 혈당이 올라가고, 인슐린 분비 기능에 문제가 없는 사람은 혈당은 유지되더라도 교감신경 항진으로 스트레스 상태가 되어 질병에 취약해진다. 이런 면에서 낮에 충분히 활동하고 밤에 깊이 잘 자는 것은 건강을 유지하는 데 매우 중요하다.

많은 사람들이 밤늦게까지 활동하거나 TV를 시청하면서 늦게 잠드는 것은 건강을 해치는 요인 가운데 하나다. 밤 11시 전후로 분비량이 늘어나는 성장호르몬은 키 성장에만 쓰이는 게 아니라 평생 분비되면서 낮 동안 활동하느라 피곤해 있는 세포를 수선하고 회복하는 데에도 쓰인다. 그러므로 이 시간에 잘 자지 못하면 우리 몸의 세포들은 충분히 회복되지 못하고 피로한 상태가 지속된다. 밤은 부교감신경이 지배하는 시간이다. 부교감신경이 지배하는 시간에는 백혈구 가운데 림프구 숫자가 늘어난다. 림프구 수의 증가는 면역력이 회복되고 증강된다는 의미이기도 하다. 활동이 없다고 해서 수면시간이 소모적인 시간이 아니다. 충분하게 휴식을 취할 수 있어야 기운을 충전해 열정적으로 활동할 수 있고, 열정적으로 활동해야 충분하게 휴식을 취할 수 있다.

긴장과 이완이 적절하게 균형을 이룰 때 자율신경도 균형을 되찾는다. 운동과 휴식이 균형을 이루고 긴장과 이완이 균형을 이루어야 건강한 사람이다.

4

건강을 위한 인슐린 사용법

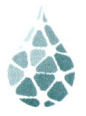

인슐린을 효과적으로
사용한다는 것의 의미

몸 안의 인슐린, 몸 밖의 인슐린

몸에서 인슐린이 분비된다는 것은 행운이다. 인슐린 분비에 문제가 생기고 나면 이것이 얼마나 큰 축복인지 실감할 수 있다. 인슐린이 몸에서 분비되는 것과 분비되지 않는 것 사이에는 매우 큰 차이가 있다. 인슐린이라는 호르몬이 혈당을 낮추는 유일한 호르몬이기 때문이다. 어느 호르몬인들 우리 몸에 중요하지 않은 게 있을까마는 인슐린은 그 기능에 이상이 생기고 나면 건강을 지탱해주는 전체 호르몬의 균형이 무너진다. 이로 인해 혈당 수치에만 이상이 나타나는 게 아니라 혈관, 신경 등 온몸에 이상이 나타날 수 있다.

인슐린 분비가 미미하거나 아예 되지 않는 1형당뇨인은 주사로 인슐린을 주입해주지 않으면 짧은 시간 안에 목숨을 잃게 될 정도로 인슐린은 중요하다. 인슐린을 외부에서 투여해준다고만 해서 건강 문제가 해결되지도 않는다. 인슐린을 주사로 맞더라도 주사량을 조금만 맞추지 못하면 고혈당과 저혈당 상태를 빈번하게 겪는다. 인슐린을 주사로 맞으면, 일단 주입된 인슐린은 약효가 그대로 작용한다. 인슐린이 늘어나야 할 때 늘어나지 못하고 줄어들어야 할 때 줄어들지 못하는 것이다.

반면, 인슐린 분비 기능이 남아 있는 다수의 2형당뇨인은 상대적으로 저혈당 발생 빈도가 적고 혈당을 조절하기가 비교적 쉽다. 2형당뇨인의 경우에는 체내 존재하는 인슐린을 이용하기 때문이다. 이 점은 같은 1형당뇨인이라도 발병 초기 인슐린 분비 기능이 조금이라도 남아 있는 사람과 기능이 완전히 상실된 사람에게서 볼 수 있는 혈당 변동 폭의 차이에서도 확연히 드러난다. 그만큼 인슐린 분비 기능이 조금이라도 남아 있으면 혈당과 건강을 관리하기가 많이 수월하다는 뜻이기도 하다.

그러나 인슐린 분비 기능이 있는 사람도 없는 사람도 생활의 질서를 잃어버리면 누구도 건강을 장담하지 못한다. 지금까지 강조했듯이 정상 혈당과 건강 사이에 항상 등식이 성립하지는 않기 때문이다.

인슐린 분비 기능에 문제가 없거나 있는 사람 모두 평소의 생활방식을 건강의 척도로 삼을 수 있다. 단 인슐린 분비 기능에 문제가 나타났다면 이 건강의 척도에 더욱 충실해야 한다. 인슐린 분비 기능에 아무런 문제가 없는 일반인은 외적인 환경이 열악해도 웬만해서는 견뎌낼 수 있다.

인슐린 분비 기능에 문제가 나타나기 시작했다면 인슐린 분비 능력 면에서 일반인과 분명히 차이가 있다는 점을 받아들여야 한다. 이는 빚이 많은 사람과 돈 많은 부자의 차이와 같다. 빚이 있든 돈이 많든 돈을 쓰는 양상은 같을 수 있다. 빚으로 고급 차를 굴리고, 명품으로 치장하고, 고급 음식점을 찾아다니고, 호화로운 주택에 살면서 부자와 똑같이 살 수는 있다. 여유 있게 사는 모습은 똑같아 보여도 한쪽은 속이 곯고, 한쪽은 아무런 문제가 없다. 이 차이를 받아들이지 않고 인슐린 분비 기능에 문제가 나타난 사람이 주의를 기울이지 않는다면 사태가 악화 일로를 걷게 될 것은 불 보듯 뻔하다.

그러므로 인슐린 분비 기능에 이상이 있는 사람이라면 약이나 인슐린으로 혈당을 정상 범위로만 맞추려고 하지 말고, 약이나 인슐린을 정상적으로 사용하는 것에 초점을 맞춰 생활해야 한다.

과도한 스트레스에 시달리면서 자신의 내면에서 근본 원인을 찾지 않고, 운동을 하지 않고, 편안하게만 있으려고 하고, 맛있는 음식을 찾아 배불리 먹고, 편리하다는 이유로 가공식품을 사먹는 등의 행동이 인슐린을 비정상적으로 사용하는 경우다.

몸에서 분비되는 인슐린이든 주사로 맞는 인슐린이든 인슐린을 정상적으로 사용하기 위해서는 생활에 균형을 이루어야 한다. 생활의 균형을 이루려면 음식, 운동, 마음가짐을 관리해야 한다. 이는 생활과 동떨어져 따로 실천해야 하는 어려운 일도 아니다.

몸 안에 인슐린 분비 기능이 존재하든 인슐린 분비 기능이 없어서 몸 밖에서 공급해주어야 하든 인슐린을 효과적으로 사용할 때 건강이 보장된다. 효과적으로 사용한다는 것은 일종의 경제 개념으로 인슐린 문제에 똑같이 적용될 수 있다. 최소의 양으로 최대의 효과를 누리자는 의미다.

일반인은 운동과 음식 관리, 심리적인 안정으로 인슐린 요구량을 충분히 줄여 건강을 누릴 수 있다. 인슐린 분비 문제로 혈당강하제를 복용하거나 인슐린 주사를 맞는 사람들은 이와 더불어 인슐린 주사나 약을 생체리듬에 맞게 쓸 수 있을 때 인슐린 요구량을 줄이고 건강하게 생활할 수 있다. 인슐린 요구량을 줄이는 평범한 과정이 건강을 지켜주는 것이다.

인슐린은 단순한 약이 아니다

호르몬은 아주 적은 양이라도 우리 몸에 매우 강력하게 작용한다. 이런 호르몬을 주사로 맞는 사람들은 호르몬을 간단한 약쯤으로 착각하곤 한다. 혈당이 높을 때 인슐린 주사를 맞으면 당장 혈당 강하 효과가 나타나기 때문에 단순하고 쉽게 생각하는 것인지도 모른다.

많은 사람들이 호르몬 주사를 머리 아플 때 두통약 한 알 먹고, 소화가 안 될 때 소화제 한 번 먹는 것처럼 쉽게 생각한다. 그래서 아이 키가 좀 더 컸으면 하는 생각에 성장호르몬을 투여하거나, 남성적이고 여성적으로 보이고 싶거나 젊음을 유지하겠다는 욕심에 성호르몬을 함부로 투여한다. 그러나 이러한 호르몬에 대한 기대는 환상일 뿐 자칫 호르몬 균형 상실을 초래할 수 있다는 점을 명심해야 한다.

다른 호르몬과 달리 인슐린은 대부분 체내에서 인슐린이 분비되지 않는 사람들이 혈당을 조절하기 위해 선택의 여지없이 반드시 사용해야 한다. 다른 호르몬들을 투여할 때와 동기는 달라도 매일 사용하다 보면 호르몬이라고 생각하기보다 약으로 생각해 호르몬을 잘못 사용했을 때 입을 수 있는 피해를 고스란히 받는다.

인슐린은 단순한 약이 아니다. 극약이고 호르몬이다. 많은 양을 사용했을 때 치명적이므로 극약으로 분류된다. 그리고 호르몬이기 때문에 다른 호르몬들과 상호 작용을 통해 혈당을 조절하고 자율신경의 균형을 이루는 역할의 한 축을 담당한다.

때문에 인슐린을 사용할 때는 혈당이라는 숫자만 볼 것이 아니라 건강을 이루는 전체적인 조화를 모두 살펴보아야 한다. 인슐린은 마치 거대한 톱니바퀴의 나사처럼, 전체도 아니면서 이것 하나만 빠져도 전체가 삐그덕거릴 수 있고 이것 하나를 온전하게 지켜서 전체를 돌볼 수도 있는 중대한 호르몬의 이름이다. 인슐린은 혈당을 정상으로 돌려주는

치료제가 아니라 전체 생명 활동의 한 부분을 유기적으로 담당하고 있는 호르몬임을 기억해야 한다

인슐린의 적정량

인슐린 분비 기능에 문제가 없는 사람은 췌장에서 하루에 몸무게 1kg당 0.5~1단위(0.005~0.01cc) 정도의 인슐린이 분비되어 사용된다. 나라마다 음식 문화가 다르고 생활환경이 다르고 대사 능력 등의 개인차가 커서 수치에 큰 의미는 없다. 인슐린 분비 기능에 문제가 없는 사람은 여건에 따라서 인슐린 분비량이 그때그때 달라진다. 그렇다고 해서 인슐린이 언제나 필요한 만큼 무한정 분비될 수도 없고, 또 많이 분비되면 곧 건강 이상을 초래하므로 인슐린 분비 기능에 이상이 없는 사람에게도 적정량이 필요하다.

필요한 인슐린의 적정량이 얼마라고 규정할 수는 없다. 생활방식을 통해 가늠하는 것이 훨씬 현실적이다. 규칙적인 생활을 하고 있고, 스트레스에 대한 대처 능력이 있으며, 자연식을 선호하고, 운동을 즐기고 있다면 이 사람은 인슐린이 적정하게 분비되고 이를 효과적으로 활용하는 생활을 하고 있다고 할 수 있다.

반면 생활이 불규칙하고, 스트레스에 민감하여 화를 잘 내거나 짜증이 많으며, 기름진 음식과 인스턴트 식품을 즐기고, 몸을 움직이는 것조차 끔찍하게 싫어한다면 이 사람은 인슐린이 매우 많이 필요한 환경에서 살고 있다고 할 수 있다. 실제로 몸에서도 인슐린이 과도하게 분비되거나 섭취한 음식에 대응할 만한 인슐린을 분비하지 못하여 인슐린을 제대로 활용하지 못하는 생활을 하고 있을 것이다. 인슐린 분비량이 음식 섭취량을 따라가지 못하면 당장 혈당에 이상이 생기고, 인슐린이

과도하게 분비되면 인슐린이 당을 지방세포에 많이 저장해서 체지방량이 늘어난다. 체지방량이 늘어나면 인슐린 수용체의 수가 줄어들어 인슐린을 더 이상 받아들이지 않으므로 인슐린이 제 기능을 하지 못하게 된다.

이처럼 인슐린 분비 기능에 이상이 없는 사람들은 인슐린 분비량을 따로 측정하지 않아도 생활방식만으로도 인슐린 분비량이 적정한지, 건강한 생활을 하고 있는지 알 수 있다. 인슐린 분비 기능이 떨어지는 2형당뇨인이나 인슐린 분비 기능이 상실된 1형당뇨인에게 필요한 인슐린의 적정량을 찾는 것도 이와 전혀 다르지 않다.

많은 사람들이 자신의 혈당을 말하면서 적정한 인슐린 용량에 대해 묻는다. 그러나 적정한 인슐린 용량이 혈당 수치와 늘 비례하는 것은 아니다. 적정한 인슐린 용량을 찾으려면 혈당말고도 혈당에 영향을 미치는 그밖의 것들을 종합적으로 보고 판단해야 한다. 1형당뇨인은 인슐린 주사가 필수지만 음식과 활동량 등을 먼저 계산에 넣고, 맨 마지막에 주사 용량을 고려해야 한다. 특히 2형당뇨이면서 인슐린 치료를 하는 중이라면 더욱 더 음식과 활동량을 먼저 생각해야 한다.

자신에게 필요한 인슐린의 적정량을 찾으려 할 때 나이, 몸무게, 키, 혈당, 인슐린 같은 것들만 보면 결코 적정량을 찾을 수 없다. 인슐린의 적정량은 따로 정해져 있는 것이 아니라 우리의 생활방식에 달려 있는 것이다.

인슐린은 다른 호르몬들과 균형을 이루어야 하는 호르몬이기 때문에 모자라도 안 되고 넘쳐도 안 된다. 인슐린과 다른 호르몬들과의 균형을 통해 건강을 이루려 할 때 가장 현명한 방법은 인슐린이 많이 필요한 환경을 애초부터 만들지 않는 것이다. 이런 환경은 스스로 만들어가는 것이다.

인슐린 분비 기능에 이상이 없는 사람이 혈당을 유지하는 과정, 인슐린 분비 기능에 이상이 있는 사람이 혈당을 조절하는 과정, 인슐린을 적절하게 이용하려고 노력하는 과정이 곧 건강으로 가는 길이다. 인슐린을 적절하게 이용하면 이 과정에서 자율신경이 균형을 이루고 호르몬과도 조화를 이루어 면역력이 길러지며 당뇨병뿐만 아니라 다른 병들의 진행을 막거나 치료하거나 예방할 수 있다.

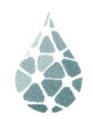

호르몬,
의지대로 조절할 수 있는가

호르몬 조절, 마음가짐에 달렸다

호르몬은 자율신경의 지배를 받는다. 자율신경은 최고 조절중추인 간뇌의 지배를 받는다. 간뇌 중에서도 시상하부가 자율신경과 호르몬을 제어하는 역할을 맡고 있다. 시상하부는 대뇌피질 전체를 조절하는 중추이고, 동시에 내장을 지배하는 자율신경계의 중추이기도 하다.

부갑상선, 부신수질, 췌장 내분비선은 자율신경에 의해 호르몬 분비가 조절된다. 췌장 랑게르한스섬의 베타세포에서 분비되는 인슐린도 호르몬이므로 자율신경의 지배를 받는다. 췌장 랑게르한스섬의 알파세포에서 분비되는 글루카곤, 부신수질에서 분비되는 아드레날린도 호르몬이므로 자율신경의 지배를 받는다. 인슐린은 자율신경 중에 부교감신경의 지배를 받아 분비가 조절된다. 글루카곤, 아드레날린은 교감신경의 지배를 받아 분비가 조절된다.

의학적으로는 자율신경에 대해서 '생체의 의지와 상관없이' 위장, 혈관, 방광, 자궁, 내분비샘, 땀샘, 침샘, 췌장 따위의 작용을 조절하는 신경이라고 정의하고 있다. 더불어 자율신경계는 교감신경과 부교감신경으로 이루어져 있고, '자기 의사와는 관계없이' 심장이나 위, 장 등 소화기관의 작용과 발한, 발열, 손발의 혈관 등 몸을 유지하는 데 있어서 필요에 따라 자동적으로 조절되는 장기의 기능을 지배하는 신경이라고 사전적으로 정의한다.

따라서 사전적인 정의에 따르면, 얼굴 근육이나 팔 근육, 다리 근육처럼 중뇌에 의해서 제어되는 근육은 마음대로 움직일 수 있어서 의지를 따르는 근육이라는 뜻의 수의근이라고 부르고, 내장이나 혈관처럼 간뇌에 의해 조절되는 근육은 마음대로 움직일 수 없어서 의지에 따르지 않는 근육이라는 뜻의 불수의근이라고 부른다. 불수의근은 자율신경이나 호르몬을 통해 조절된다.

우리도 학교에서 자율신경의 작용은 자신의 의지와 상관없이 이루어진다고 배워왔다. 자율신경에 대한 사전적인 정의는 거의 맞다. 그렇다면 자율신경의 지배를 받는 호르몬에 대해서 우리가 할 수 있는 것은 정말 아무것도 없을까?

일반적으로 동공의 크기를 마음대로 키웠다 줄이는 것은 불가능하다. 예를 들어, 길을 가다가 훤칠하고 잘생기고 멋진 근육질의 남자를 보거나 예쁘고 섹시한 여자가 지나가는 것을 보았을 때처럼 자신의 관심이 미치는 정도에 따라 동공은 커질 수 있다. 그러나 만약 진실로 그런 데 관심이 전혀 없다면 동공은 커지지 않는다.

관심의 영역은 쉽게 바꿀 수 없지만 지속적인 학습과 다양한 시각을 접하고 생각의 크기를 키우면 충분히 바꿀 수 있다. 관심의 영역이 바뀌면 경험과 사고가 축적된 무의식의 세계에도 변화가 찾아온다. 외부 환경에 반응하는 무의식의 세계가 바뀌면 자율신경을 간접적으로 제어할 수 있다.

자율신경은 무의식이 지배하는 세계다. 무의식은 의식의 세계인 경험과 사고의 영향을 받는다. 따라서 자율신경도 교육, 경험, 생각의 전환, 이에 따른 기분 등을 통해 자신의 의지대로 조절하는 것이 어느 정도 가능하다. 자율신경을 조절하는 것이 가능하면 호르몬 분비도 조절이 가능하다.

예를 들어, 전에는 조그마한 일로 쉽게 화를 냈다고 치자. 화를 내면 자율신경 중 교감신경의 항진으로 아드레날린 분비가 늘어나고 인슐린 효과가 떨어져 혈당이 상승한다. 교감신경의 작용으로 상지부 혈류량은 늘어나는 대신 혈관이 좁아져 혈압이 상승한다. 부교감신경계가 작용하는 내장의 혈류량이 줄어들고 내장기관의 기능이 약해진다. 그래서 신경성 위장장애가 많이 나타나는 것이다.

자신이 화를 내는 이유를 찾고 이해함으로써 작은 일에도 화를 내지 않게 되었다고 하자. 이때는 화가 날 수 있는 환경에도 불구하고 교감신경 작용이 활발해지지 않는다. 교감신경의 작용으로 나타날 수 있는 아드레날린 분비가 늘어나지 않는 것이다. 마음이 편안해지면 부교감신경이 작용하여 혈압이 내려가고 인슐린 분비량을 늘려 안정적으로 혈당이 조절된다. 인슐린 분비 기능이 없더라도 항인슐린 호르몬의 작용을 억제하고 외부로부터 투입된 인슐린의 민감성이 커져 인슐린 효과가 증진된다.

이처럼 교육, 경험, 생각, 기분은 자율신경의 균형과 긴밀하게 연결되어 있다. 마음가짐으로 어느 정도 호르몬을 조절하는 것이 가능하다. 인슐린이라는 호르몬을 어떻게 사용하는가에 따라 건강 상태가 바뀌고 합병증과 각종 질병의 공포에서 벗어날 수도 있다. 물론 건강을 유지하고 관리하는 데 인슐린만 영향을 미치지는 않는다. 스트레스 관리 같은 중요한 항목도 있다. 그러나 스트레스가 작용하는 메커니즘을 보면 스트레스를 잘 관리할 때 인슐린과 항인슐린 호르몬도 어느 정도 다스릴 수 있음을 알 수 있다. 앞서 감정과 자율신경과 호르몬의 관계를 살펴본 바와 같이 어느 것 하나 따로 기능하지 않고 서로 유기적으로 연관되어 있으니 말이다.

자신의 감정 조절을 통해 자율신경을 간접적으로 조절하는 것이 가능하다는 말은 건강과 질병을 스스로 선택할 수 있다는 뜻이기도 하다.

의식은 목숨도 지배한다

건강염려증은 병으로 분류된다. 건강에 대한 불안의 이면에는 건강과 질병에 대한 이해 부족이 있다. 모르니까 두려운 것이다. 불안, 두려움은 질병을 낳거나 질병이 있는 사람의 병세가 호전되는 걸 방해한다. 건강을 지키는 데 알고 모르고의 차이는 실로 엄청나게 크다. 건강과 질병에 대해 정확하게 알면 알수록 올바른 방법으로 건강을 지킬 수 있는 가능성은 커진다.

이왕이면 정확하게 아는 것이 중요하지만 아는 것과 모르는 것 이전에 인식이 인체에 미치는 영향도 매우 크므로 결코 간과할 수 없다. 심지어 정확히 모르고도 안다는 생각, 이해했다는 믿음은 우리 몸을 변화시킨다. 몸에 통증이 나타났을 때 별다른 치료를 하지 않고도 전문가로부터 통증의 원인에 대해 듣는 것만으로도 통증이 감소한다는 사실은 인식의 힘이 얼마나 커다란지를 잘 보여준다.

다음의 이야기는 우리의 인식에 따라 신체가 어떻게 반응하는지 극적으로 보여주는 좋은 예다.

캐나다와 미국 국경에 걸쳐 있는 나이아가라 폭포에서 있었던 일이다. 하루는 폭포 주변을 관광하던 한 사람이 목이 말라 강물을 마셨다. "야,

물 맛 좋다!" 하고 걸어 나오는데 강가에 '독poison'이라고 씌어 있는 팻말을 보았다. 그 관광객은 자기가 독이 든 물을 마신 것으로 알고 사색이 되었고, 그때부터 배가 아파오기 시작했다. 쓰러지기 일보 직전에 동료들이 이 친구를 데리고 병원으로 갔다. 관광객은 독이 든 물을 마셨다며, 살려달라고 애원했다. 그러자 의사는 웃으며 이렇게 대답했다. "물고기 poisson'를 '독poison'으로 잘못 보셨군요. 프랑스어도 사용하는 그곳에서는 낚시를 금지하기 때문에 그런 팻말을 써 붙였지요." 이 말을 들은 관광객은 아프던 배가 금세 나아서 멋쩍은 미소를 지으며 병원을 나섰다.

이 이야기는 단지 우스갯소리가 아니다. 심리학에서는 마음에 의해 나타나는 신체적 통증을 장애로 진단하고 있다. 신체화장애, 전환장애, 통증장애, 건강염려증, 신체변형장애 등은 애정 결핍, 심리적 갈등, 스트레스, 걱정, 열등감, 억압된 감정 등의 결과로 신체에 나타나는 장애다. 자신이 의도하지 않았어도 심리적인 이유로 호르몬 변화와 자율신경 이상을 불러 신체에 증상이 나타나는 것이다.

마음과 질병의 관계에 대해 널리 알려져 있는 것이 바로 플라시보 효과placebo effect와 노시보 효과nocebo effect다. 약의 효과를 측정하는 임상실험에서 아무런 약효가 없는 가짜 약을 특정 효과가 있는 약이라고 하면서 환자에게 먹이면 마치 약효가 있는 것 같은 치료 효과가 나타나는데, 이를 플라시보 효과라고 한다. 약의 효과와는 상관없이 약을 먹는 사람의 약에 대한 믿음이 몸에 변화를 나타내는 것이다. 노시보 효과는 이와 반대되는 개념이다. 실제 약효가 있는 약을 먹으면서도 아무런 약효가 없다고 믿으면 실제로 약효가 나타나지 않는다.

플라시보 효과를 증명한 학자들이 이와 반대되는 현상도 있을 것이라 가정하고 임상실험을 했다. 아스피린을 장기 복용하는 그룹을 셋으로 나누어 두 그룹에는 아스피린을 장기 복용하면 위장 장애가 나타날 수 있다고 경고했고, 나머지 한 그룹에는 아무런 주의사항을 말해주지 않았다. 그 뒤 세 그룹의 위 내시경 검사를 실시한 결과, 부작용 경고를 들은 두 그룹에서 아무런 주의사항을 듣지 않은 그룹보다 3배 이상의 부작용과 통증을 호소했다.

아무런 증상이 없는 경우라도 증상이 있다고 믿으면 몸에서 믿은 대로 증상이 나타날 수 있다. 플라시보 효과가 긍정적인 심리 효과를 말해준다면, 노시보 효과는 부정적인 영향을 끼치는 심리 상태를 말한다.

그런데 플라시보 효과의 긍정적인 심리 상태보다 노시보 효과의 부정적인 심리 상태가 우리 생활에 더 많은 영향을 미친다. 이는 질병의 발생과 무관하지 않다. 욕심 많고, 경쟁심이 강하고, 겸손할 줄 모르고, 감사를 몰라 은혜는 물 위에 새기고 원한은 돌 위에 새기며, 질투심과 시기심이 많고, 화를 잘 내는 사람은 욕심이 적고 느긋한 사람에 비해 심장병, 고혈압, 뇌졸중, 당뇨병, 동맥경화에 걸릴 확률이 훨씬 높은 것으로 나타난다.

마음가짐이 질병 발생과 밀접한 관계가 있는 것과 마찬가지로 질병 치료에 있어서도 마음가짐은 매우 중요한 영향을 미친다. 긍정적인 마음은 스트레스를 이겨내고 질병을 극복하는 힘이 된다. 같은 효과의 반대 현상을 보여주는 플라시보 효과와 노시보 효과는 우리의 마음이 얼마나 큰 힘을 발휘할 수 있는지를 말해준다. 어떤 환경에서도 우리의 의지만 있다면 그 의지대로 실현할 수 있다는 것을 말이다.

건강, 자율신경의 균형과 호르몬의 조화

우리는 건강 검진을 받고 검사 수치가 정상이라는 결과가 나오면 잠깐 기뻐하고 안심한 뒤 뒤돌아서서 잊는다. 정말 건강한 상태라면 매우 자연스러운 반응이다. 그러나 검사 수치가 건강을 다 말해주지는 않는다. 검사 수치는 각 검사 항목에 대한 숫자상의 결과로 전체적인 건강 상태를 보여주는 것이 아니라 일부의 상태를 나타낼 뿐이다. 따라서 검사 결과만 믿고 안심해서는 안 된다. 만약 방만한 생활을 하던 사람이 검사 결과가 모두 정상인 것으로 나왔다고 해서 안심하고 방만한 생활을 이어간다면 어느 날 돌이킬 수 없는 진단을 받을 수도 있다. 방만한 생활 속에 이미 병의 씨앗이 싹튼 결과다.

우리는 주변에서 검사 결과와 진단 결과가 절대적이 아니라는 것을 흔하게 목격한다. 4기나 말기 암이니 2~3주밖에 살지 못한다는 진단이 내려졌는데도 생활방식을 바꾸고 강한 의지로 암을 극복하고 건강하게 살아가는 사람들을 종종 볼 수 있지 않은가. 물론 암에 대해서 몇 기라느니 말기라느니 하는 표현은 잘못되었다. 생명에 대해 희망의 여지를 전혀 두지 않고 '말기'라고 말하는 것은 그 누구도 해서는 안 되는 말이다. 생명 현상은 신비 그 자체여서 인간이 아는 범위는 미미하고 더구나 단정적으로 말할 수 있는 대상도 존재하지 않는다.

오히려 건강은 검사 수치보다는 평소의 생활방식이 더 잘 보여준다. 평소의 생활방식은 숫자로 표현되기 어렵고 몸속을 보여주지도 않는다. 그러나 몸과 마음이 별개가 아니라 하나이듯이 질서 잡힌 생활방식은 몸 안에서도 구현된다. 질서 잡힌 생활은 억지로 만들어지지 않으며 마음의 중심이 잡혀 있을 때 가능하다. 마음의 중심이 잡혀 있지 않아도 질서 잡힌 것처럼 생활할 수 있다. 그러나 그것은 잠깐일 뿐이다. 마음의 중심이 잡혀 있지 않은 한 질서 잡힌 생활을 지속하는 것은 불가능하기 때문이다. 오래도록 지속할 수 있는 것은 모두 마음 한가운데서 출발한다. 살아가는 모습으로도 몸속 관찰이 가능한 것이다. 비록 숫자로 표현되지 않아 정확하지 않은 것처럼 보이지만 검사 결과라는 숫자를 통해 보는 것보다는 훨씬 더 정확할 수 있다.

마음이 방만한 사람은 자세가 흐트러지고 거만하다. 경건한 사람은 자세가 바르고 다소곳하다. 마음 그대로가 자세로 드러나는 것이다. 자세가 흐트러지면 신체 불균형으로 인해 장기가 제 기능을 못 하는 등 여러 가지 질병이 생기기 쉽다. 이런 사람들에게 병이 생기면 약을 먹는다고 낫지 않는다. 자세를 바로잡고 마음을 바로잡아야 병도 치유된다.
　자세를 바로잡고 마음을 바로잡고 생활에 질서를 만드는 것이 자율신경의 균형을 이루는 과정이고 다양한 호르몬들이 조화롭게 작용하도록 돕는 과정이다. 이 과정에서 솔직하게 있는 그대로를 보는 시각이 필요하다. 긍정적인 것과 부정적인 것을 모두 수용할 수 있어야 한다.
　긍정적인 상태에 있다는 것은 안정되어 있다는 뜻이다. 균형과 조화는 바로 안정에서 나온다. 부정적인 상태에 있다는 것은 스트레스 상태에 있다는 뜻이다. 스트레스 상태에서는 교감신경의 항진으로 백혈구 가운데 과립구가 증가하여 염증 반응이 늘어나 혈관이 쉽게 망가지고 림프구가 감소하여 면역력이 저하되어 질병에 취약해진다. 또 스트레스 상태에서는 항인슐린 호르몬이 증가하여 인슐린 민감성이 떨어지고 혈당과 콜레스테롤 수치가 상승한다. 이처럼 부정적인 상태가 우리의 몸과 마음에 끼치는 해로움은 쉽게 이해할 수 있다.
　그런데 긍정적이라 하면 모든 것을 '예'로 답해야 한다고 오해하는 사람도 있다. 그러나 진짜 긍정적인 것은 있는 그대로를 보고 받아들이고 반응하는 것이다. 만약 모든 것에 '예'라고 할 수 있다면 그 사람은 바보이거나 세속을 초월한 성자일 것이다. 우리 같은 평범한 사람이 건강하게 살 수 있는 길은 '예'라고 해야 할 때 '예'라고 하고, '아니오'라고 해야 할 때 '아니오'라고 하는 것이다. 심리적인 갈등, 마음의 고통은 이것을 하지 못해서 생긴다.
　'예'와 '아니오'를 모두 받아들일 수 있을 때 자율신경도 균형을 잡고 호르몬도 제구실을 할 수 있다. '예'만 추구하는 사람은 좋은 것만 받아들이려 한다. 이것이 지나치면 균형이 깨진 상태가 된다. 이를테면 교감신경이 항진되었을 때 신체에 여러 가지 문제가 나타난다고 해서 부교감신경을 키우는 삶만 추구하려는 사람도 있다. 부교감신경이 지배하는 삶이란 많이 먹는 습관, 움직이기를 싫어하는 편안한 생활이다. 부교감신경이 발달한 사람은 모든 일에 느리게 반응하고 무슨 일이 있어도 태평한 태도를 보인다.

그러나 부교감신경이 지나치게 항진되면 이 또한 병이 된다. 어려서부터 너무 잘 먹고 편하게 지내다 보니 부교감신경이 지나치게 항진되어 과립구 수가 줄어들고 대신 림프구 수가 지나치게 많아져 외부 자극에 지나치게 민감해지고 이로 인해 아토피나 알레르기 질환들이 많아지는 것이다.

세상 모든 것은 하나같이 존재 이유가 있다. 부교감신경이 중요하듯 교감신경도 꼭 필요하다. 인슐린이 꼭 필요하듯 글루카곤도 아드레날린도 모두 우리 몸에 없어서는 안 되는 호르몬이다. 혈당이 높다고 무조건 낮추는 게 좋은 게 아니라 적정선을 유지하는 것이 중요하다.

자율신경의 균형이 무너진 사람은 균형 잡힌 생활의 회복을 최우선에 두어야 한다. 약은 잠시 증상만 가릴 뿐이다. 혈당에 이상이 있는 사람은 정상 혈당으로 회복하는 것이 급선무겠지만, 혈당강하제나 인슐린 주사에 전적으로 의지하기보다 정상 혈당을 회복하기 위한 올바른 방법에 신경 써서 인슐린이 많이 필요하지 않은 환경을 만들어야 한다. 정상 혈당이 건강을 보장해주는 것이 아니라 자연을 따르는 정상적인 방법으로 혈당을 조절했을 때 건강이 보장되기 때문이다. 자연에서 난 음식을 먹고 몸을 자주 움직이고 일찍 잠들고 부지런히 일하는 것이 자연을 따르는 길이다.

다른 병의 경우도 마찬가지다. 혈압에 이상이 있는 사람은 정상 혈압으로 회복하는 것이 중요하지만, 혈압약에 전적으로 의존하기보다는 정상 혈압을 회복하기 위한 올바른 방법에 중점을 둬야 한다. 정상 혈압이 건강을 지켜주는 것이 아니라 정상 혈압을 만들어주는 생활이 건강을 지켜주기 때문이다. 혈관 건강에 이상이 생긴 사람은 혈관을 맑고 깨끗한 상태로 만드는 것이 중요하지만, 혈행개선제에 의존하기보다 혈관 청소를 할 수 있는 방법을 실천해야 한다. 맑고 깨끗하게 혈관을 유지하게 하는 생활이 건강을 지켜주기 때문이다.

정상적인 방법, 올바른 방법은 멀리 있지 않고 우리의 생활 속에 있다. 건강은 삶의 여러 요소들이 균형을 이룬 상태다. 건강의 이상은 외부 물질이나 환경보다 안으로부터 몰락하여 생체 활동의 균형을 잃은 결과다. 안으로부터의 몰락은 자신의 시각에서 비롯된다. 자신에게 괴로움이 있다면 그것은 외적인 사실 때문에 괴로운 것이 아니라 그 사실에 대한 자신의 생각 때문에 괴로운 것이다. 자신에게 어떤 병이 발병했다면 그 병 때문에 괴로운 것이 아니라 그 병에 대한 생각 때문에 괴로운 것이다. 자신의 상황을 있는 그대로 인정하고 받아들이는 것, 이것이 건강을 향한 출발점이다.

사건과 사물에 대한 자신의 생각 때문에 일어나는 다양한 감정은 자신의 가치관과 결합되어 있다. 어떤 사건이나 사물을 자신의 생각의 틀에 맞추려는 시도에서 그것이 맞았을 때 기뻐하고 틀에 맞지 않았을 때 실망하는 일이 생긴다. 자신을 제외한 외부의 그 무엇도 바꿀 수 없다. 외부의 것을 바꾸려는 시도 자체가 지나친 생각이다. 여기에서 많은 갈등이 만들어지고 건강과 질병도 여기에서 시작된다.

결국 자율신경과 호르몬의 균형은 어느 하나가 넘쳐도 모자라도 이룰 수 없다. 내면에서도 균형이 잡혀야 하고 외적인 생활에서도 균형이 잡혀야 한다. 이 균형은 소박한 마음에서 시작하여 질서 있고 조화로운 생활로 실현될 수 있다.

몸과 마음에
이로운 음식과 친해져라

자연에서 난 음식과 친해지면

　북미, 남미, 유럽 등 선진국과 후진국을 가리지 않고 비만과 대사증후군 환자가 많은 이유는 단순히 육식 위주의 음식 문화 때문이 아니라 고지방, 고열량의 가공식품 때문이다. 육식 위주의 서구식 음식 문화 때문이었다면 오랜 과거에서부터 성인병 문제가 나타났을 것이다. 그러나 대사증후군 환자가 늘어난 것은 불과 몇 십 년 사이의 일이다.

　칼로리와 당지수가 높은 가공식품을 먹고 혈당을 정상 범위로 유지하려면 그만큼 많은 인슐린이 필요하다. 그래서 일반인은 가공식품 섭취 뒤에 인슐린 분비량이 급격하게 늘어나고 음식이 소화된 뒤에는 늘어난 인슐린 분비량으로 인해 혈당이 다시 낮아진다. 이로 인해 스트레스 호르몬이 분비되고 심리 상태가 불안정해진다. 약을 복용하거나 인슐린 주사를 맞는 사람은 혈당강하제의 양을 늘리거나 인슐린 주사량을 늘려야 한다. 그런데 용량을 늘린 만큼 고혈당을 빨리 내릴 수 있지만, 혈당은 원하는 만큼 낮아지기만 하는 게 아니라 계속 떨어져 교감신경이 항진되고 스트레스 상태가 된다. 용량을 늘린 복용약이나 인슐린 주사가 혈당이 낮아졌다고 해서 약효가 사라지는 게 아니라 지속 시간만큼 계속 작용하기 때문이다.

가공식품을 주로 먹던 사람이 자연식으로 식단을 바꾸면 자연식이 건강에 미치는 효과에 놀랄 것이다. 가공식품을 먹던 당뇨인이 자연식으로 바꾸고 나면 인슐린 요구량이 급격하게 줄고 혈당이 빠르게 안정된다. 자연식을 즐긴다면 다행이지만 가공식품으로 입맛을 버린 사람들은 자연식을 즐기기까지 일정 기간 어느 정도의 노력이 필요하다. 가공식품과 자연식의 차이, 음식과 건강과의 관계를 이해하면 좀더 쉽게 자연식과 친해질 수 있다.

음식이 인슐린 요구량과 혈당에만 영향을 미치는 것은 아니다. '음식은 곧 그 사람'이라는 말이 있다. 음식에 든 성분은 사람 몸에 들어가 그 성분대로 작용한다. 몸에 이로운 성분은 인체에서 자연스럽게 받아들여 온전하게 쓰이면서 신체에 활력을 주고 마음을 안정시킨다. 반면에 몸에 해로운 성분은 인체에서 받아들이지 않거나 해로운 성분이 정상적인 생체 활동을 방해한다. 이 과정에는 대사 장애, 호르몬 교란, 정서 불안 등이 수반된다. 음식이 신체뿐 아니라 심리에까지 영향을 미치기 때문에 오랜 세월에 걸쳐 섭취하는 음식이 때로는 그 사람의 인격까지 말해주기도 한다.

우리가 먹는 음식은 자연에서 얻은 음식과 인공적으로 만들어진 식품으로 대별된다. 문제는 인공적으로 만들어진 식품이다. 인공으로 만들어진 식품은 우리 몸에서 정상적인 대사 경로를 밟지 못한다. 앞서 설명한 트랜스지방산의 경우처럼 가공식품에 들어가는 식품첨가물 등의 인공물질은 정상적인 대사 작용을 방해하고 호르몬을 교란시킨다. 뿐만 아니라 신경자극전달물질의 역할을 방해하고 뇌세포와 신경체계를 무너뜨리며 세포 내 산소 결핍 상태를 초래해 직접적인 암 발병 환경을 만들기도 한다. 각종 해로운 물질이 들어 있는 가공식품은 그 안에 든 정제당, 식품첨가물들의 작용으로 호르몬 작용을 교란시킨다. 그 결과 스트레스 호르몬 분비가 늘어나고 뇌 기능에 이상이 초래되어 정서 불안, 과잉행동장애, 우울증, 난폭한 행동이 나타난다.

이에 반해 자연에서 얻은 음식은 몸에 이로울 뿐만 아니라 정신적으로 안정을 가져다준다. 가공식품처럼 정제된 당이 들어 있지 않아 인슐린 요구량에 변화가 적고 이에 따라 혈당이 급격하게 변하지 않기 때문이다. 인슐린 요구량에 변화가 적고 혈당이 안정적이면 아드레날린의 분비로 인한 감정 조절 문제가 생기지 않는다. 그리고 정제당 대사 과정에서 나타날 수 있는 비타민과 미네랄 결핍 현상이 없기 때문에 뇌 기능이 정상적으로 작동한다. 자연에서 얻은 음식을 먹으면 트랜스지방과 각종 식품첨가물에 의한 호르몬 작용의 교란 현상이 나타나지 않아 혈당이 안정적이고, 뇌와 신경이 정상적으로 작동하여 정서적으로 안정될 수 있는 것이다.

우리 몸은 자연이다. 자연 그대로인 상태가 건강에 가장 가깝다. 이것이 자연이 자연에게 주는 선물이다.

인슐린을 줄이는 데 도움되는 음식

자연에서 얻은 음식은 인슐린 요구량이 훨씬 적지만 자연식이라고 해서 모두 효과가 똑같지는 않다. 그 가운데서도 당지수가 낮고 섬유질과 영양소가 풍부한 음식이 인슐린 요구량이 적으면서 건강에도 좋다. 당지수는 칼로리와는 별개의 개념이다. 당지수가 낮은 음식은 혈당을 올리지 않는 음식이 아니라 혈당을 천천히 올리고 천천히 내리는 음식이다. 당지수는 주로 음식에 든 탄수화물 함량을 기준으로 정해지기 때문에 단백질과 지방 함량이 많다면 당지수는 낮아진다. 칼로리가 높아도 당지수는 낮을 수 있다.

그러므로 인슐린 요구량을 줄이고 싶다면 칼로리만 봐서도 안 되고 당지수만 봐서도 안 된다. 두 가지 다 고려해야 한다. 당지수가 낮은 음식들로 칼로리를 맞춰 먹는 것이 최상이다. 당지수가 낮은 음식들로 적정 칼로리를 맞추려면 적은 양으로는 힘들기 때문에 자연스럽게 푸짐하게 먹게 된다.

당지수를 낮추려면 탄수화물과 지방과 단백질을 50:25~30:25~30의 비율로 맞추거나, 또는 50:20:30 정도로 배분하고, 식이섬유가 풍부한 도정이 덜 된 곡식, 채소와 나물, 해조류 등을 푸짐하게 섭취하도록 한다. 식이섬유는 포만감을 줄 뿐만 아니라 소장에서의 당 흡수 속도를 늦춰주기 때문에 당지수가 낮다. 또 수용성 섬유질은 콜레스테롤로 이루어진 담즙을 장에서 흡수해 대변으로 내보내기 때문에 콜레스테롤 수치도 내려준다.

당지수를 기준으로 우리가 매일 먹는 밥을 살펴보자. 백미는 영양이 풍부한 쌀눈과 섬유질이 풍부한 겉면을 모두 깎기 때문에 현미에 비해 영양 손실이 많다. 흰 쌀밥의 당지수는 83이고 현미밥의 당지수는 50으로, 흰 쌀밥의 당지수가 높아 혈당을 빨리 올리고 그만큼 인슐린 요구량도 많다. 현미에는 탄수화물과 단백질, 지방이 골고루 들어 있지만 백미에는 현미에 비해 탄수화물 함량 비율이 현저히 많고 단백질과 지방 함량은 적다. 현미에는 각종 미량 영양소가 풍부해서 영양면에서도 유리하고 인슐린 이용률이 높아 당대사가 원활해진다. 어쩌면 백미 또한 가공 과정을 거치기 때문에 그만큼 자연에서 멀어진 것이라고 할 수 있을지도 모르겠다.

당지수는 탄수화물과 단백질, 지방의 함량에 따라 달라질 뿐 아니라 탄수화물을 구성하는 당의 종류에 따라서도 달라진다. 탄산음료, 가공식품에 많이 들어 있는 단당은 복합당에 비해 당지수가 높다. 복합당의 종류에 따라서도 당지수가 다르다. 당분자가 단순한 일직선의 형태로 결합되어 있는 것이 아밀로스 복합당이고, 당분자가 결합된 가지가 많은 것이 아밀로펙틴 복합당이다. 당 대사가 이루어질 때 아밀로스 복합당은 아밀로펙틴 복합당보다 당분자가 끊어지는 시간이 오래 걸리기 때문에 혈당이 천천히 오른다. 아밀로펙틴 복합당은 당분자가 결합된 가지가 많아 소화효소가 접근하기 쉬워 단당으로 빨리 끊어지기 때문에 비교적 혈당이 빨리 올라간다. 멥쌀은 아밀로스가 20%, 아밀로펙틴이 80% 정도의 비율로 들어 있는 반면, 찹쌀은 대부분 아밀로펙틴으로 이루어져 있다. 그래서 멥쌀보다 찹쌀이 당지수가 높아 찹쌀밥을 먹었을 때 혈당이 빨리 오른다.

떡이나 빵 등 흰쌀과 밀가루에는 아밀로펙틴이 많아서 혈당이 빨리 올라가므로 식이섬유가 풍부한 현미에 이런 잡곡들을 섞어 먹거나 빵을 먹더라도 현미와 비슷한 정도의 당지수를 가진 통곡 빵을 먹어야 혈당을 안정적으로 유지하는 데 도움이 된다.

이 정도까지 구분하지 않더라도 일반적으로 잡곡밥을 먹으면 식이섬유와 아밀로스가 풍부한 음식을 먹는 셈이다. 밥을 지을 때 현미에 보리, 서리태, 쥐눈이콩, 약콩, 검정콩, 메주콩, 메밀, 흑미, 수수, 율무 등을 넣고 지으면 영양면에서도 이롭고 인슐린 요구량이 줄어들어 혈당이 급격히 변하지 않는 이점이 있다. 밥을 지을 때 이런 잡곡말고도 무, 버섯, 연근, 다시마, 콩나물, 우엉, 뽕잎이나 뽕잎가루 등을 같이 넣어 지으면 풍부한 영양과 식이섬유를 모두 풍족하게 섭취할 수 있다.

음식을 조리하는 방법에 따라서도 당지수는 달라진다. 가열을 할수록 당지수는 높아진다. 탄수화물은 높은 온도로 가열을 많이 할수록 입자 크기가 작아지고 분자 간격이 성겨져 분자가 크고 간격이 촘촘한 것보다 더 빨리 소화되고 흡수되는 물리적 특성이 있다. 그래서 같은 쌀로 만든 음식이라도 즉석 밥의 당지수는 일반 밥보다 3배가량 당지수가 높다. 같은 이유로 가공식품은 여러 차례의 열 처리를 거치기 때문에 당지수가 매우 높아 당 대사에 인슐린이 그만큼 많이 필요하다. 곶감이나 말린 바나나처럼 말린 음식도 당지수가 높다. 수분을 증발시키고 나면 음식에 남아 있는 탄수화물 농도가 높아지기 때문이다.

높은 당지수는 인슐린 요구량에 급격한 변화를 불러온다. 심리적인 안정 상태는 호르몬 작용의 변화 속도와 관계가 깊다. 당지수가 높으면 갑작스럽게 인슐린이 많이 필요해진다. 인슐린이 갑작스럽게 늘어나면 항인슐린 호르몬들의 분비량도 덩달아 늘어난다. 아드레날린 같은 항인슐린 호르몬의 분비량이 늘어나면 감정의 기복이 커져서 감정 조절 능력이 없는 사람은 심한 심리적 변화를 겪는다.

당지수가 낮은 자연식을 먹으면 이런 걱정을 줄일 수 있다. 걱정을 줄일 뿐만 아니라 몸과 마음을 기르는 양분을 얻을 수 있다. 옛날 밥상에 답이 있다. 거친 나물과 곡식이 우리 몸을 살린다.

음식을 제대로 먹으려면

보릿고개 시절도 지났으면서 음식을 제대로 먹지 못하는 일들이 벌어지고 있다. 건강을 기준으로 보면 제대로 먹지 못하는 데에는 몇 가지 이유가 있다. 첫째, 가공식품 섭취로 몸에 좋은 자연식을 먹을 기회가 줄어들었다. 둘째, 바쁜 일과 때문에 식사시간이 불규칙해졌다. 셋째, 외식과 회식 등으로 영양 과잉 상태가 되었다.

먹은 음식이 몸에 이로우려면 자연식을 기본으로 고른 영양을 갖춰야 하고, 적정 칼로리 내에서 분량을 여러 번으로 나누어 먹는 것이 좋다. 그런데 제대로 먹지 못하는 첫째 이유처럼 가공식품을 먹으면 적정 칼로리 이상을 섭취하게 되고, 영양이 편중될 수 있으며, 많은 인슐린 요구량이 필요하고, 호르몬 작용의 교란 현상과 심리적 불안정 등을 겪는다. 둘째 이유인 식사시간이 불규칙해지면 필요한 시간에 에너지를 보충할 수 없고, 배고픈 상태에서 음식을 섭취할 때 당의 흡수가 빨라지면서 당 대사에 많은 양의 인슐린이 필요하고 과식하기도 쉽다. 셋째 이유인 외식, 또는 회식을 하면 집에서 먹던 음식보다 훨씬 많은 양의 칼로리를 섭취할 가능성이 크다. 이것이 반복되면 인슐린 요구량이 많아지면서 체지방량이 늘어나 질병 발생률이 높아진다.

고른 영양의 음식을 넘치지도 모자라지도 않게 규칙적으로 먹는 것은 활력 넘치는 생활을 하는 데 매우 중요하다. 인슐린 분비 기능에 문제가 없는 사람이나 인슐린이 과다 분비되어 저혈당증을 겪는 사람, 또는 당뇨병이 있는 사람이라면 음식을 여러 번 나누어 먹는 것이 인슐린 요구량을 줄이면서 혈당을 안정적으로 유지하는 방법이다. 예를 들어, 한 끼에 600칼로리를 섭취했다면 400칼로리를 식사 때 섭취하고, 나머지 200칼로리를 간식으로 섭취하는 것이다. 이렇게 하면 인슐린 분비 기능이 남아 있거나 온전한 사람들에게는 췌장의 부담을 덜어줄 수 있고, 인슐린 주사를 맞는 사람들에게는 인슐린 주사량을 줄이고 혈당을 안정시킬 수 있다.

간식하기가 마땅치 않아 여러 번 먹기 힘들 때는 식사 시 밥 몇 숟가락을 줄이고 단백질과 지방 섭취를 늘리는 방법도 있다. 특히 조리에 사용하는 기름을 올리브유나 카놀라유 같은 질 좋은 기름으로 충분히 사용하면 식후 장시간 혈당을 유지하는 데 도움이 된다. 또 백미보다 현미와 잡곡으로 밥을 지으면 당지수가 낮으면서 장시간 혈당을 안정적으로 유지하는 데 도움이 된다. 인슐린 요구량의 급격한 변화, 혈당의 변화 없이 이렇게 꾸준하게 혈당을 유지하는 것은 혈당만 안정시키는 게 아니라 마음도 안정시킨다.

　자신의 몸 상태와 음식의 특성을 알고 있으면 각양각색의 음식이 주는 혜택을 고루 누릴 수 있다. 그리스 크레타 섬에 사는 사람들은 건강한 음식 생활에 관한 한 세계 최고다. 언젠가 크레타 사람들의 음식에 대해 다룬 TV 프로그램을 보았다. 크레타 사람들의 밥상을 신들의 밥상이라고 표현하면서, 건강을 위해 크레타 사람처럼 먹으라고 했다. 혈관 질환 발생률 세계 최저, 암 발생률 세계 최저라는 이 기록은 크레타 사람들의 건강을 보여주는 일면이다. 이들의 식탁에는 어떤 비밀이 숨어 있을까. 올리브유 섭취가 많다는 그리스 사람들이 연간 일인당 5킬로그램을 섭취하는 데 비해 크레타 사람들은 연간 25킬로그램을 섭취한다. 세계 최고의 섭취량이다. 미국인이 하루 평균 270그램의 육류를 섭취하는 데 비해 크레타 사람들은 하루 평균 35그램밖에 섭취하지 않는다. 그동안 의학적으로는 필수지방산인 오메가3 지방산 섭취 비율이 오메가6 지방산보다 좀 더 많으면 좋다고 알려져 있었는데 크레타 사람들은 1:1의 비율로 섭취하고 있었다. 크레타 사람들은 하루에 채소를 700그램 이상, 과일 4~5개, 올리브유 70그램 이상, 등 푸른 생선과 해산물은 빠뜨리지 않고 풍부하게 섭취했다. 생선을 하루 반 마리 이상, 육류는 35그램 이하로 섭취하며, 식사는 항상 가족과 함께했다. 크레타 사람들의 식탁에 오른 음식들은 당지수가 낮고, 영양소가 골고루 갖춰져 있으며, 질 좋은 지방이 많고, 식이섬유가 풍부하다. 또 가족이나 마을 사람들과 함께 노동하고 함께 즐기고 함께 먹으며 여유 있고 유쾌하게 살고 있다. 이것이 크레타 사람들이 혈관 질환 발생률 세계 최저, 암 발생률 세계 최저라는 기록을 갖고 있는 이유다. 크레타 사람들의 식탁에는 건강에 필요한 요소는 고루 다 갖춰져 있다. 우리도 이들처럼 먹을 수 있을까? 불가능해 보이지 않는다. 그러려면 약간의 노력과 여유가 필요하겠지만 말이다.

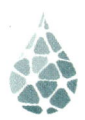

운동으로 인슐린
요구량은 줄이고 활력은 높인다

모든 활동이 운동이다

건강을 위해 하는 운동은 스포츠를 말하는 것이 아니다. 경쟁 위주의 경기와 격렬한 운동은 보기에는 멋있어 보일지 몰라도 건강 차원에서 보자면 건강에 도움이 된다고 말하기는 어렵다. 격렬한 동작이나 무리한 활동으로 후유증과 부작용도 만만치 않다. 그럼에도 개인적인 견해로는 운동을 싫어하거나 하지 않는 것보다는 이런 운동이 생활에 생기와 활력을 불어넣기에는 훨씬 좋다.

운동이 우리 생활에 생기와 활력을 불어넣는 이유는 운동을 하면 체온이 올라가기 때문이다. 체온을 올릴 수 있는 것은 음식 섭취와 운동, 그리고 심리 상태다. 일정한 체온 유지는 건강을 유지하는 데 필수적이다. 외부 온도와 상관없이 일정한 체온을 유지해야 정상적인 대사 활동이 이루어지기 때문이다. 그리고 대사 활동은 자율신경의 지배로 이루어진다. 결국 자율신경이 체온을 조절하는 것이다.

자율신경 가운데 교감신경과 부교감신경이 적절하게 작용하고 균형을 이루어야 36.5~37도 정도의 정상 체온을 유지할 수 있다. 운동을 하거나 활동적인 생활을 하면 교감신경이 적절하게 작동하여 정상 체온을 유지한다. 그런데 스트레스가 있거나 운동이 지나치면 교감신경이 항진되어 체온이 오히려 36도 이하로 떨어진다. 운동으로 적절한 긴장 상태를 유지해야 교감신경이 적당하게 작용하는 것처럼 휴식으로 적절하게 이완하는 것도 필요하다. 그래야 부교감신경이 적절하게 작용하여 36도 이상의 정상 체온을 유지할 수 있기 때문이다. 그러나 지나치게 운동이 부족하거나 비만하면 부교감신경이 항진되어 36도 이하로 체온이 떨어진다.

교감신경과 부교감신경 어느 한쪽이라도 지나치게 항진되어 저체온 상태가 계속되면 대사 기능이 떨어져 각종 질병이 시작된다. 적절한 운동은 교감신경을 적당히 자극해서 체온을 올릴 뿐만 아니라 스트레스를 줄여주고 혈관을 건강하게 한다.

부교감신경의 활동이 지배적일 때 인슐린의 작용이 활성화되는 것을 감안하면 운동에서도 이를 이용할 수 있다. 혈당의 기복이 크고 특히 식후 혈당이 높은 인슐린 주사 사용자라면 부교감신경이 작용하는 상태에서 가벼운 운동을 해야 효과가 크다.

흔히 운동을 에어로빅 같은 유산소 운동과 순간적으로 근력을 사용하는 무산소 운동으로 나눈다. 어느 운동이 더 좋고 건강 관리에 효과적이라고 말하기는 힘들다. 둘 다 겸하는 것이 가장 좋다. 그리고 대부분의 운동은 유산소 운동과 무산소 운동이 결합되어 있다.

건강의 본질적인 차원에서 보면 운동을 교감신경을 자극하는 운동과 부교감신경을 자극하는 운동으로 나누어볼 수도 있다. 모든 운동이 교감신경을 자극하지는 않는다. 천천히 걷기라든가 요가 같은 운동은 이완 상태를 만들어주어 교감신경을 자극하지 않는다. 특히 요가는 평소 사용하지 않는 근육을 골고루 자극하고 깊은 호흡으로 이완을 유도해 인슐린 효과를 증대시킨다.

운동을 하면 일반적으로 근육으로 당을 소비하는 과정을 통해 인슐린 요구량을 줄인다. 그러나 운동 종류에 따라 교감신경을 자극하면 혈당이 올라가기도 하고 운동량이라든가 이완 효과에 따라 부교감신경을 자극하여 혈당이 내려가기도 한다. 운동을 차근차근 해서 활동 에너지로 혈액 내 당을 소비하면 혈당이 내려가지만, 급작스럽게 힘을 쓰거나 과도한 운동으로 교감신경이 자극되면 항인슐린 호르몬들이 분비되어 간에 저장된 글리코겐을 글루코오스의 형태로 혈액 내로 꺼냄으로써 혈당이 올라갈 수도 있다.

운동은 운동 직후뿐만 아니라 다음 날 아침까지의 인슐린 요구량에도 영향을 준다. 운동한 뒤부터 다음 날 아침까지 계속해서 운동을 하는 것도 아닌데 어떻게 운동 한 번 한 것으로 다음날 아침까지의 혈당에 영향을 줄까. 운동이 다음날 아침까지 혈당에 영향을 주는 것은 운동 직후 저장된 당을 꺼내는 것과 비슷한 과정으로 일어난다. 운동을 하면 운동을 하지 않은 것에 비해 운동으로 소비되는 당이 많기 때문에 간에 저장되는 당의 양이 많지 않다. 반대로 운동을 하지 않았다면 몸 안에 들어온 당이 다 어떻게 될까. 활동에 쓰이고 남은 당은 그에 비례하는 인슐린만 있다면 모두 지방세포와 간에 저장된다. 운동으로 당이 소비되면 혈액 속의 당 수치는 낮아지고, 정상 범위의 혈당을 유지하기 위한 인슐린 요구량은 줄어들며, 당의 양과 인슐린 양이 줄어든 만큼 간에 저장되는 당의 양도 적다.

당이 간에 저장되고 나면 저장된 채로 있지 않고 필요할 때 다시 나와 쓰인다. 혈액 속에 당이 모자라면 뇌 세포와 신경 세포를 보호할 수 없고 활동을 할 수 없기 때문에 이때 간에 저장되었던 당이 나와서 혈당이 올라갈 수 있다. 또 잠을 자고 나서 아침이 되면 자는 동안 부교감신경의 지배하에 있던 몸이 깨어나 활동하기 위한 준비로 교감신경이 활동하기 시작하고 교감신경의 자극으로 코르티솔 분비가 늘어나 간에 저장되어 있던 당을 혈액 내로 꺼냄으로써 체온과 혈당 수치를 올려 활동 준비를 마친다. 그러나 전날 운동을 했다면 저장된 당의 양이 많지 않아 다음 날 아침에 혈당이 올라갈 조건이 되어도 뚜렷한 혈당 상승 현상은 나타나지 않는다.

건강을 증진시키는 운동은 우리가 몸을 움직이는 대부분의 활동이 될 수 있다. 따라서 바빠서 운동할 시간이 없다는 말은 핑계에 불과하다. 출퇴근이나 등하교를 할 때 가까운 거리는 걸어서 가고, 멀다면 자전거를 타고 갈 수도 있다. 차로 이동해야 한다면 자가용보다는 대중교통을 이용하면 인슐린 요구량이 많이 줄어든다.

실제로 인슐린 주사 사용자로서 자가용을 타고 출근했을 때와 지하철을 타고 출근했을 때 인슐린 용량을 비교해보면 자가용을 타고 출근했을 때 정상 범위에 가깝게 혈당을 유지하기 위한 인슐린 요구량은 지하철을 탔을 때보다 1.5배 이상 많다. 인슐린 분비 기능에 문제가 있는 사람과 없는 사람의 차이는 혈당 수치에 있을 뿐 정상 혈당을 유지하기 위한 인슐린 요구량은 같다는 점에서 인슐린 분비 기능에 문제가 없는 사람도 자가용보다 대중교통을 이용하는 것이 인슐린 요구량을 줄일 수 있으면서 건강에도 이익이 된다.

대중교통을 이용하는 것보다 좀 더 적극적으로 건강을 관리하고 싶다면 걷거나 자전거를 타면 좋다. 그러면 인슐린 요구량은 훨씬 감소하고 체지방은 눈에 띄게 줄어든다. 출퇴근이나 등하교 때만 운동할 수 있는 건 아니다. 엘리베이터 대신 건물의 계단을 이용할 수도 있다. 밥 먹고 커피 마시며 수다를 떠는 것도 즐겁지만, 그 대신 동료나 친구와 대화를 나누며 산책하는 것도 좋다. 집 안 청소도 운동 효과가 뛰어나다.

밥을 먹고 나면 바로 움직여라

만족스럽게 밥을 먹고 나면 부교감신경의 작용이 활발해진다. 부교감신경의 작용이 활발해지면 소화액이 분비되어 소화를 돕는다. 그리고 인슐린 분비 기능이 제대로 이루어지는 사람들의 췌장에서는 몸에 들어온 음식으로 인한 에너지인 당을 세포로 운반하기 위해 인슐린 분비가 촉진된다. 인슐린 분비 기능에 이상이 생겨 인슐린이 제대로 분비되지 않거나 분비되더라도 제 역할을 못하거나 아예 인슐린 분비 기능이 없는 사람들은 정상적인 신체 반응을 이끌어내거나 정상에 가깝게 기능할 수 있도록 약을 사용하는 것뿐이다.

기본적으로 인슐린이라는 호르몬은 부교감신경의 지배를 받는다. 부교감신경은 주로 음식을 먹고 난 뒤, 그리고 쉬거나 이완된 상태에서 활발해진다. 따라서 인슐린 분비 기능에 이상이 없는 사람은 식후 인슐린이 가장 많이 분비되고, 인슐린 분비 기능이 상실되어 인슐린 주사를 맞는 사람은 식후에 가장 많은 인슐린이 필요하다. 이때 운동을 하지 않으면 먹은 음식이 대부분 체지방으로 축적된다.

일반적으로 식후에 바로 움직이는 것보다 소화가 원활하게 될 수 있도록 식후 30분 정도 지난 다음 운동하는 것이 좋다고 알려져 있다. 그러나 이것은 인슐린 분비에 문제가 없을 때 강도 높은 운동을 하지 않는다는 것을 전제로 했을 때의 얘기다.

인슐린 분비 문제를 겪지 않는 사람들은 식후 30분 내지 1시간 정도 지나면 먹은 음식물이 소화되면서 혈중 포도당 농도가 최고치에 이르고 이에 따라 인슐린 분비량도 최고로 늘어난다. 그래서 정상인도 비록 큰 폭은 아니지만 식후에는 정상으로 간주하는 범위 내에서 혈당이 약간 올라가는 것이다. 그러나 인슐린 분비가 적게 되거나 되더라도 인슐린이 제 기능을 못 하는 사람들은 식사 직후에 움직이지 않으면 고혈당이 되기 쉽다. 인슐린 분비 문제를 겪는 사람들은 하루 중에 가장 큰 세 번의 고비가 세끼 식사 직후다. 식후 2시간째의 혈당이 식후 혈당이라고 알고 있는 것은 큰 착각이다. 식후 2시간이라고 말하는 것은 식사의 영향이 고조에 달하고 약해지기 시작하는 시점일 뿐이다. 음식에 따라 혈당은 식후 1시간이 최고치가 되기도 하고 식후 4시간이 최고치가 되기도 한다. 식후 1시간이 됐든 식후 2시간이 됐든 식후 4시간이 됐든, 혈당이 크게 오르지 않고 안정되어 있는 것이 가장 좋다. 언제나 강조하지만 우리의 혈당은 24시간 내내 중요하다.

식사 직후 급상승하는 인슐린 요구량을 줄이고 올라가는 혈당을 잡는 가장 좋은 방법은 가벼운 산책이다. 운동을 해야 한다는 부담도 적으면서 혈당을 자연스럽고 완만하게 조절하는 방법으로 효과가 매우 뛰어나다.

많은 사람들이 운동을 많이 하거나 강도를 높이면 혈당이 더 잘 내려갈 것이라고 기대하지만, 운동을 많이 한다고 항상 기대한 만큼 혈당이 내려가는 것은 아니다. 힘들게 운동하면 교감신경이 활발하게 작용하여 운동 중에 아드레날린이나 운동 후에 성장호르몬이 분비되어 혈당이 올라가기도 한다.

교감신경이 활발하게 작용하면 숙면에도 지장이 있다. 운동을 해서 몸이 피곤하면 잘 잘 수 있다고 생각하는 사람도 있다. 그러나 숙면을 하려면 자기 전에는 심한 운동을 하지 않는 것이 좋다. 심한 운동을 하면 교감신경이 활발하게 작용해서 깊은 잠을 이루기 힘들기 때문이다. 잘 때는 안정된 상태로 부교감신경이 작용해야 잘 잘 수 있다. 혈당 조절을 위해 운동을 하는 경우라도 자기 전에 운동을 했다가 항인슐린 호르몬의 작용으로 자기 전 혈당이 오히려 상승되어 있는 것을 자주 볼 수 있다.

인슐린 요구량을 줄이면서 혈당을 고르게 조절하기 위한 운동 효과는 교감신경을 얼마나 덜 자극하는 방법으로 운동하느냐에 달려 있다.

식후 산책은 적은 운동량으로도 교감신경을 자극하지 않고 부교감신경의 작용을 도와 인슐린의 효과를 끌어올리는 효과적인 방법이다.

혈당 조절을 위한 식후 산책은 식사를 끝내자마자 하는 것이 좋다. 식후 30분까지 기다리다가는 이미 혈당이 올라갈 대로 올라가 산책을 하더라도 혈당을 낮추기가 쉽지 않기 때문이다. 식사가 끝나자마자 산책을 하더라도 파워워킹이 아니라 천천히 걷는 정도라면 소화에도 지장이 없다.

부교감신경의 작용은 소화액을 분비하도록 해 소화를 돕고 인슐린 분비 능력이 있는 사람에게는 인슐린 분비가 잘 되도록 돕는다. 또 인슐린 주사를 사용하는 사람에게는 인슐린 민감성을 높여 인슐린의 효과를 증대시킨다. 부교감신경의 작용과 함께 식후 30분 내지 1시간가량 걸을 수 있으면 인슐린 요구량이 줄어들어 인슐린 분비 능력이 남아 있는 사람에게는 췌장의 부담을 덜어주고 인슐린 주사를 사용하는 사람에게는 인슐린 용량을 줄여주어 건강을 위한 최적의 상태로 혈당을 조절하는 효과가 매우 크다.

그러나 늘 안정된 상태만을 위해 교감신경의 작용이 활발해지는 것을 두려워할 필요는 없다. 운동을 하다 보면 욕심을 내거나 즐거워서 평소보다 더 많은 운동을 할 수도 있고 때로는 과격해질 수도 있다. 또 운동의 일정한 강도에 익숙해지면 운동의 효과는 약해진다. 때문에 신체 각 부위가 골고루 자극될 수 있도록 다양한 종류의 운동을 하거나 강도를 높여갈 필요가 있다. 이때 운동 종류가 바뀌어 새로운 자극이 가해지거나 강도가 높아지면 교감신경의 작용은 더 활발해져 운동 중이나 운동 후에 혈당이 더 올라갈 수 있다. 이렇게 되면 운동 효과가 없는 것은 아닌지 의문이 들 수도 있다. 그러나 이는 일시적인 현상일 뿐 운동을 계속 해온 경우라면 올라갔던 혈당은 시간이 지남에 따라 다시 내려가며 일정 기간이 지나면 다시 혈당의 안정을 되찾는다.

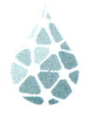

인슐린 주사요법의 기본

생체리듬에 맞춰라

당뇨인이 혈당을 안정적으로 조절하기 위해서는 췌장에서 인슐린 분비 기능이 고장 나지 않았을 때 인체에서 반응하는 방식을 따르는 인슐린과 약물요법을 시행하는 것이 가장 좋다. 너무 당연한 소리지만 굳이 이에 대해 밝히는 이유는 실제로 이루어지는 처방과 당뇨인 스스로 사용하는 인슐린과 약의 용량이 혈당을 내리는 데 중점을 두고 있어서다. 이로 인해 혈당을 조절하기 위해 투여했던 약물에 대해 신체에서 이상 반응을 보여 오히려 혈당이 불안정해지거나 부작용을 호소하는 일들이 흔하게 일어난다.

정상적인 몸에서 인슐린이 작용하는 방식을 먼저 살펴보자.

정상적인 몸에서는 기본적으로 하루 24시간 내내 일정한 양의 인슐린이 분비된다. 이것을 기저 인슐린이라고 부른다. 활동이 없는 수면 시간에도 소량의 인슐린이 분비되는데 활동이 없으면 혈당이 올라가지 않을 것 같지만 이때도 혈당은 올라간다. 신체 활동은 미미하더라도 자는 동안 뇌는 활발하게 움직이는데 뇌세포는 산소와 당이 유일한 에너지원이다. 신경세포와 더불어 뇌세포는 인슐린의 도움 없이도 당을 에너지로 사용하는데 뇌세포의 활동을 돕기 위해 간에서는 저장되어 있던 글리코겐을 꺼내 글루코오스의 형태로 혈액 내로 내보내 혈당이 올라간다. 정상적인 몸에서는 이렇게 올라가는 혈당을 정상 범위로 낮추기 위해 자는 동안에도 인슐린을 분비하는 것이다.

정상적인 몸에서는 기저 인슐린 외에도 음식을 섭취할 때 올라가는 혈당에 대응하기 위해 섭취한 음식의 열량에 비례하여 기저 인슐린보다 더 많은 양의 인슐린을 분비한다.

결국 정상적인 몸에서 일어나는 인슐린의 작용은, 하루 종일 소량의 인슐린이 분비되다가 음식을 섭취하는 데 따라서 적절하게 인슐린이 분비되는 것으로 정리될 수 있다.

인슐린말고도 혈당과 관련하여 정상인의 생체리듬을 얘기할 때 빠뜨릴 수 없는 것이 자율신경의 작용이다. 자율신경의 작용에 따라서 인슐린과 반대 작용을 하는 호르몬들의 분비량이 달라지기 때문이다. 스트레스를 받는 등의 변수를 제외하고 혈당과 관련된 일반적인 호르몬의 변화를 살펴보면, 교감신경과 부교감신경의 분비량 변화에 따라 혈당과 인슐린 요구량의 변화가 나타난다.

주로 활동하는 시간대와 스트레스 상황에서 교감신경이 작용하고, 수면 등의 휴식 시간과 식후, 그리고 안정된 상태에서 부교감신경이 작용한다. 낮 동안에 교감신경이 활발히 작용하면 혈당을 올리는 항인슐린 호르몬의 분비량이 증가하고, 밤에 부교감신경이 작용할 때는 항인슐린 호르몬 분비량이 감소한다. 새벽 시간은 항인슐린 호르몬 분비량이 감소하고 공복 상태이기 때문에 인슐린 분비 문제를 겪는 사람들 가운데 혈당강하제를 복용하거나 인슐린 주사를 맞는 사람들은 저혈당이 되기 쉽다. 이 때문에 인슐린 주사를 사용하는 사람들이 기저 인슐린을 밤에 사용하는 것은 매우 위험하므로 아침에 사용하도록 해야 한다.

정상인에게서 식후 인슐린 분비량이 늘어나는 이유는 음식이 체내에 들어오고 나면 부교감신경이 작용하기 때문이다. 소화 작용이 일어날 때 인슐린 분비량도 함께 늘어난다.

자는 동안의 긴 공복 시간을 지나 아침에 잠에서 깨어날 때는 활동에 필요한 에너지를 외부로부터 얻지 못했기 때문에 오전 6시경이 되면 교감신경이 작동하여 코르티솔 분비량을 늘린다. 항인슐린 호르몬의 하나인 성호르몬도 뒤이어 오전 8시경이 되면 많이 분비된다. 코르티솔 분비량이 늘어나면 간에 저장되어 있던 당을 꺼내어 혈당을 올린다. 따라서 이때 인슐린 요구량이 늘어난다.

오후 4시경이 되면 코르티솔 분비량이 줄어든다. 이 시간대에 인슐린과 반대 작용을 하는 코르티솔 분비량이 줄어듦에 따라 인슐린 요구량도 줄어든다. 이 시간대에 코르티솔의 분비량이 줄어드는 이유는 확실하지 않으나 인류가 지금처럼 문명이 발달하기 전, 육체 활동 중심의 하루 일과를 마치고 더 이상 육체 노동에 많은 에너지가 필요하지 않음에 따라 코르티솔 분비량을 줄인 것이 장구한 세월 동안 이어져온 결과가 아닌가 생각한다. 물론 이것이 자연의 리듬이기도 하다. 오랜 세월 각인된 유전자가 한두 세대만에 바뀌지는 않는다. 따라서 밤늦게까지 활동하는 생활을 하게 된 건 짧은 기간에 지나지 않는다. 인체가 이 문명사회에 아직 적응하지 못한 결과일지도 모른다.

깊이 잠들어 있어야 할 시간인 밤 11시경이 되면 성장호르몬 분비가 늘어난다. 성장호르몬은 유아기와 청소년기에만 분비되지 않고 나이가 들어서도 누구에게나 분비된다. 성장호르몬은 성장을 돕는 작용 외에도 낮 동안 활동에 지치거나 파괴된 세포들을 수선하고 회복시키는 기능을 한다. 성장호르몬은 혈당을 올리는 항인슐린 호르몬이기 때문에 성장호르몬 분비량이 많아지면 인슐린 요구량도 늘어난다.

　새벽 3시경이 되면 코르티솔 분비가 줄어든다. 간에 저장되어 있던 당이 분비되어 뇌 세포의 활동에 쓰이는 동안 올라가는 혈당을 안정시킬 만큼 미미하게 기저 인슐린이 분비되고, 깊이 잠든 시간이어서 신체 활동은 최소한이기 때문에 코르티솔의 분비도 더 이상 많이 필요 없을 때다. 인슐린 분비에 문제가 없는 사람들은 밤 시간에 분비량이 늘어난 성장호르몬으로 올라갈 수 있는 혈당을, 기저 인슐린의 역할과 새벽 3시경 분비량이 줄어드는 코르티솔의 역할로 정상 범위의 혈당을 유지할 수 있다.

　인슐린 요구량과 관련된 이상의 생체리듬과 자신이 사용하는 인슐린 주사의 특성에 대해서 알고 있으면 혈당을 안정적으로 유지하기가 비교적 쉬워진다. 모를 때보다 쉽다는 말이지 실제 혈당을 조절하려고 하면 생각만큼 쉽지 않다. 인슐린 분비 기능이 미미하거나 아예 없는 사람의 경우 정상적인 생체리듬에 맞추는 일은 백지에 그림을 그리는 것과 같다. 단순하게 생각하면 그림을 고쳐 그리는 것보다 백지에 새로 그리는 게 더 쉬울 것 같지만, 비유가 그렇다는 것이지, 호르몬 세계로 들어가면 외부에서 투여하는 일정량의 인슐린으로 다른 호르몬들과의 균형을 맞추는 일은 결코 쉬운 일이 아니다.

　앞서 언급한 정상적인 상태에서의 생체리듬을 이해했다면, 결코 쉬운 일은 아니지만, 인슐린 주사로 호르몬 균형을 맞추는 일도 어느 정도 할 수 있을 것이다. 인슐린 주사 사용법만을 놓고 본다면 생체리듬에 맞추는 일이 가능하다. 기저 인슐린과 식사 때 필요한 인슐린만 제대로 사용하면 되는 것이다.

　기저 인슐린으로 사용하기에 가장 좋은 인슐린은 란투스와 트레시바, 투제오 같은 지속형, 또는 장기 지속형 인슐린이다. 약효가 강력하게 발휘되는 피크타임이 따로 없이 24시간 또는 36~42시간 동안 비교적 평탄하게 약효가 작용하기 때문이다. 약효가 약해서 공복이나 식간 혈당을 꾸준히 낮춰주는 효과가 있지만, 식사 때 더 많은 인슐린이 필요할 때에는 작용에 한계가 있어 초속효성 인슐린을 식사 때마다 투여해야 한다.

기저 인슐린을 사용할 때 생체리듬을 감안한다면 부교감신경이 지배하는 밤 시간이나 자는 시간에 약효가 강하게 발휘되어서는 곤란하다는 사실을 알 수 있을 것이다. 아침에 투여한 기저 인슐린의 약효가 소멸될 시점에 가까워질수록 약효가 점차 약해지는 것은 밤부터 아침까지 필요한 인슐린 요구량에 적합하다. 저녁, 또는 밤에 기저 인슐린을 투여했다가는 저혈당이 쉽게 일어나고 저혈당이 일어나지 않는다고 해도 교감신경이 긴장 상태가 되어 결코 편안한 밤을 보낼 수 없다. 기저 인슐린은 아침에 사용하는 것이 생체리듬에 적합하다.

기저 인슐린을 하루 두 번 이상 사용하는 것도 좋은 방법이 아니다. 자율신경의 균형을 깨뜨릴 뿐만 아니라 중간형 인슐린의 경우 두 번의 피크타임과 약효가 겹치는 시간에 인슐린 효과가 상승하고, 초속효성 인슐린의 작용 시간과도 겹쳐 언제 어느 때 저혈당이 나타날지 모르며, 저혈당에 이은 반동 현상으로 고혈당도 잘 나타난다. 다만, 약효 지속 시간이 짧은 레버미어는 하루 두 번 사용할 수 있고, 경우에 따라서 란투스도 아침에 사용하면서 저녁에 소량을 추가할 수 있다.

식사 때 필요한 인슐린으로는 지금까지 나온 인슐린 가운데 초속효성 인슐린이 가장 적합하다. 사용해보지 않은 사람은 약효가 짧다고 우려하기도 하는데 기저 인슐린이 작용하고 있기 때문에 약효가 짧을수록 유리하다. 식후 혈당을 조절하고 나서도 약효 지속 시간이 남아 있고, 기저 인슐린이 작용하고 있어서 오히려 식간에 저혈당을 방지하기 위해 간식이 필요한 경우가 많다.

초속효성 인슐린을 사용할 때는 주사 시간에 주의해야 한다. 인슐린 분비 기능에 이상이 없는 사람은 정상 혈당 상태에서 밥을 먹기 시작하면 이에 대한 반응으로 인슐린이 분비된다. 인슐린 분비가 정상 혈당 상태에서 시작하는 것이다.

이에 비해 인슐린 주사 사용자의 혈당은 항상 변하고 있는 상태이기 때문에 식전에 정상 혈당이라는 보장이 없다. 따라서 인슐린 주사 사용자는 혈당이 정상이거나 낮거나 혈당이 내려가고 있을 때는 식사를 마치고 나서 주사해야 한다. 아무리 의사의 할아버지가 식전에 맞으라고 처방했더라도 말이다. 식전에 혈당이 높거나 올라가고 있을 때는, 고장 나지 않은 상태에서 정상 혈당에서 밥을 먹는 것과 같은 상태를 위해, 먼저 혈당을 정상 수준으로 낮춰야 하므로 주사부터 맞고 식사를 해야 한다. 인슐린 분비 문제가 없는 사람과 있는 사람은 조건이 다르므로 정상 혈당을 위해서는 조건부터 맞춰놓아야 하는 것이다.

종종 인슐린 주사 횟수에 대해 문제 삼거나 우려하는 의료인과 환자가 있다. 인슐린 주사에 의존하여 양이 늘어나는 것은 큰 문제지만, 인슐린 주사 횟수가 많다고 문제가 되지는 않는다. 아침에 기저 인슐린 주사 한 번에 식사 때 필요한 초속효성 인슐린이면 생체리듬에 가장 잘 맞아떨어진다. 중요한 것은 생체리듬에 맞추면서도 최소 용량의 인슐린으로 혈당을 조절할 수 있느냐이지 인슐린 주사 횟수가 아니다.

2형당뇨인의 혈당 조절에 인슐린 주사요법의 시행이 매우 효과적이며 삶의 질을 현저히 개선시킨다는 논리로 많은 병원에서 2형당뇨인들에게 인슐린 주사요법을 권하고 있다. 주사를 맞지 않던 사람이 인슐린 주사가 꼭 필요해져서 주사를 맞아야 할 때, 인슐린을 맞아야 혈당이 개선되고 몸이 건강해져 삶의 질이 높아진다고 의사가 환자를 설득하듯이, 인슐린 주사요법을 실시하는 데 쓸데없이 주사 횟수를 걱정하며 혼합형 인슐린을 처방하지 말고 생체리듬에 가까운 인슐린을 처방함으로써 혈당을 개선하고 건강한 몸을 만들어 삶의 질을 높이라고 말할 수도 있어야 한다.

인슐린 주사를 전혀 맞지 않다가 주사를 1~2회 맞는 것과 주사를 1~2회 맞다가 생체리듬에 맞고 몸에도 이로운 주사요법을 찾아 3~4회의 주사가 필요하다면 횟수는 전혀 문제가 되지 않는다. 그런데 일부 의사들은 어떻게 주사를 하루에 네 번 맞을 수 있겠느냐고 오히려 말리기까지 한다.

앞서, 인슐린 주사가 필요한 사람에게 인슐린 주사요법이 최후의 수단이 아니라 최선의 방법이라고 말한 것처럼 인슐린 요법 가운데서도 생체리듬에 가까운 주사요법은 최후의 방법이 아니라 최선의 방법이다. 이 얘기를 꺼내는 이유는, 환자들에게 최선의 방법을 제시해야 할 의사가 최후의 방법이라고 말하는 일이 아주 흔하기 때문이다. 물론 모든 의사가 그렇지는 않다. 일부 의사의 사례이기는 하지만 혼합형 인슐린 때문에 고생하던 환자와 보호자가 의사에게 란투스와 초속효성 인슐린을 사용하고 싶다고 하자 그것은 인슐린 주사를 맞는 사람들이 최후에 선택하는 방법이니 나중에 혈당 관리가 정말로 안 되면 그때 생각해보자고 했다고 한다. 얼토당토않은 얘기인데도 의사의 입에서 이런 말이 나온다는 사실은 국내 일부 명문 의대 교육과 병원의 진료 수준이 어떤지 단적으로 보여주는 사례다.

혈당에 따라 용량을 가감하라

생체리듬에 맞추는 것과 함께 인슐린 주사요법의 기본은 혈당이 높으면 주사량을 늘리고, 혈당이 낮으면 주사량을 줄여야 한다는 점이다. 단 혈당에 맞춰 인슐린 용량만 조절하지 않고 음식, 운동, 심리적 안정이 병행되어야 한다는 전제 조건이 붙는다.

혈당에 따라 인슐린 용량을 가감하는 것은 당연한 얘기지만 많은 경우에 처방받은 용량대로만 인슐린을 사용하고 있다. 그러나 혈당은 수많은 변수에 의해 항상 오르거나 내려가는 변화를 보인다. 처방대로만 일정한 용량을 유지했다가는 결코 안정적으로 혈당을 조절할 수 없다.

인슐린 용량을 조절할 때 기저 인슐린은 공복 혈당과 식간 혈당, 새벽 3시경의 혈당을 보고 판단하고, 초속효성 인슐린은 식후 혈당을 보고 판단한다. 이때 혈당 수치만이 아니라 혈당이 오르고 있는지 내려가고 있는지의 추이를 감안해야 한다. 혈당의 추이는 일반 혈당 측정기로는 앞서 측정한 혈당 수치와 현재 측정한 혈당 수치의 차이를 보고 판단할 수 있다. 그리고 연속 혈당 측정기로 5분마다 측정되는 수치와 그래프를 눈으로 보고 바로 알 수 있다. 일반 혈당 측정기로 추이를 볼 때 시간 간격이 1시간 가량을 넘지 않아야 한다. 혈당이 200mg/dl을 넘더라도 만약 빠르게 내려가는 추세에 있다면 인슐린 용량을 늘리기보다 혈당이 내려갈 때까지 기다릴 수 있다. 또 하루 세 끼 식사, 변화되는 식단, 그리고 활동량을 미리 감안해야 한다.

용량을 가감할 때 기저 인슐린은 2~3일간의 혈당 추이를 보고 판단한다. 유아는 0.1단위, 어린이는 0.5단위, 청소년 이상 성인은 0.5~1단위씩 조절한다. 성인의 경우 혈당이 안정을 찾기 전에는 2단위씩 가감할 수 있다.

초속효성 인슐린 용량을 변경할 때는 기저 인슐린과 마찬가지로 유아 0.1단위, 어린이 0.5단위, 청소년 이상 성인 0.5~1단위씩 가감한다. 초속효성 인슐린의 용량은 혈당 상태에 따라 수시로 조절할 수 있다.

인슐린 주사량을 조절하지 못하는 것은, 인슐린 주사를 사용하는 사람들 가운데 이제 막 주사요법을 시작한 초보자나 긴 세월 타성대로만 살아온 사람들이 저지르는 가장 큰 실수다. 우리는 음식을 먹으면서 양을 조절하고, 운동을 하면서 운동 강도와 시간을 조절한다. 기분은 능동적으로 조절할 수도 있고 못할 수도 있지만 하여튼 기분도 늘 변한다. 이렇게 변화하는 모든 것이 인슐린 요구량과 혈당 상태에 영향을 미친다. 그런데 놀랄 만큼 많은 사람들이 한 달 내지 석 달에 한 번 정도 병원에서 처방받은 인슐린 용량을 다음 진료 때까지 그대로 사용한다. 음식도 운동도 늘 바뀌고 기분도 늘 바뀌면서 왜 혈당에 영향을 주는 인슐린 용량은 바꿀 생각을 하지 못할까. 밑줄 긋자. '혈당 상태에 따라 인슐린 용량도 바뀌어야 한다!' 인슐린 용량은 스스로 조절하라.

최소한으로 사용하라

인슐린 주사 용량은 최소한으로 해야 한다. 최소한이라는 것은 무조건이 아니라 혈당을 유지하는 선에 한해서다.

고혈당 상태를 많이 겪은 사람일수록 혈당이 높을 때 인슐린 주사 용량을 함부로 늘리고 본다. 그러나 인슐린은 인체 내 모든 호르몬과 유기적으로 작용하는 호르몬이어서 인슐린만 늘린다고 혈당이 잡히지 않는다. 뿐만 아니라 이에 따른 부작용도 심각해질 수 있다. 체내 인슐린 농도가 높아지면 인슐린 민감성이 떨어져 인슐린이 제대로 작용하지 못하고, 정도가 지나치면 인슐린 저항성이 나타난다. 체지방 축적이 늘어나고, 혈관 건강 상태가 나빠지며, 각종 혈관 질환이나 대사증후군, 암 등이 유발될 수 있다. 절대적으로 인슐린 용량이 부족한 경우가 아니라면 전체적인 혈당 상태를 보고 고혈당이 나타나는 원인을 찾아 그것을 제거하는 것이 순서다.

혈당이 높을 때 주사량을 줄여야 할 때도 있다. 인슐린 주사량이 많은 경우 혈당이 올라가기도 한다. 인슐린 주사량이 많으면 언제든 조건만 갖춰지면 저혈당이 될 수 있다. 저혈당으로 가는 순간 몸에서는 저혈당을 막기 위해 교감신경을 작동시키고 글루카곤, 아드레날린, 코르티솔, 성장호르몬 등의 항인슐린 호르몬 분비를 늘린다. 인슐린 주사량이 많으면 많을수록 항인슐린 호르몬의 분비량이 늘어날 확률은 높아진다.

항인슐린 호르몬 분비로 인해 고혈당이 되었을 때, 이것을 모르고 또 인슐린 주사를 추가하거나 용량을 늘리면 각종 호르몬의 과다 분비 현상이 일어나 교감신경이 긴장 상태에 빠지고 혈당은 불안정해지며 신경은 예민해지고 깊은 잠을 못 자며 피로에 휩싸여 몸은 천근만근 무거워진다.

2형당뇨인 가운데서 인슐린 저항성이 있는 경우에는 인슐린 주사 사용에 특별한 주의를 기울여야 한다. 인슐린 저항성이 있다면 인슐린 주사보다는 인슐린 저항성을 줄여주는 인슐린 감작제가 적합하고, 지속적인 운동과 철저한 음식 관리로 체지방을 줄여 인슐린 저항성을 줄이는 데 주력해야 한다. 혈당 상태가 매우 나빠 부득이하게 인슐린 주사를 사용하는 경우라도 특별히 인슐린 주사량을 최소로 줄이고 운동과 음식 관리에 주력해야 상태가 호전될 수 있다.

많은 지면을 할애해 여태까지 살펴본 대로 인슐린을 과도하게 사용했을 때의 부작용은 심각하다. 평생 활력 있는 삶을 살고 싶다면 인슐린을 최소한으로 사용하기 위한 조건을 갖춰야 한다. 인슐린을 최소한으로 사용하기 위한 조건이란 마음의 평화, 자연식으로의 회귀, 꾸준한 운동이다. 우리를 건강과 행복으로 이끄는 것은 특별한 비결이 아니라 이처럼 평범한 일상이다.

마치며

내 몸, 최고의 자연

증상 완화를 제1목표로 삼지 말라

인슐린 분비 기능에 문제가 생긴 사람이 혈당 조절을 제1목표로 삼았을 때 빠지기 쉬운 함정은, 혈당을 조절하는 종합적이고 근본적인 방법 대신 실행하기 쉬운 방법을 먼저 선택한다는 점이다. 혈당에 이상이 생긴 사람이 자신의 의지와 자기 몸으로 할 수 있는 방법을 뒤로하고 손쉽게 선택하는 방법은 약이나 주사를 추가하는 것이다. 이렇게 쉽게 경구혈당강하제의 용량을 늘려 복용하거나 인슐린 주사를 알약처럼 쉽게 생각하고 추가 주사하는 경우를 주위에서 흔히 볼 수 있다.

혈당은 증상일 뿐이다. 혈당을 조절하기 위해 약물을 사용하는 것도 증상을 완화하는 방법이고, 운동을 하고 음식을 관리하고 마음의 평정을 유지하는 것도 증상을 완화하는 방법이다. 그러나 약물은 증상만 완화시킬 뿐 또 다른 문제들을 야기한다. 이른바 호르몬 불균형이라는 문제다. 이로부터 파생되는 문제는 더욱 심각하다. 반면 음식을 관리하고 운동을 하고 마음의 평화를 찾는 것은 증상 완화를 넘어 자율신경의 균형과 호르몬 균형을 잡아주는 더 근본적인 방법이다. 이상 혈당을 불러오는 증상 이전의 원인을 다스리기 때문이다.

당뇨인의 합병증과 혈당의 관계에 관한 최근의 한 연구는 혈당이라는 표면적인 결과를 위해 약에 의존할 때 어떤 현상이 벌어지는지 극명하게 보여준다. 당뇨 환자의 혈당을 정상 범위로 낮추니 오히려 합병증이 감소하지 않고 사망률이 증가했다는 연구 결과를 놓고 본질을 모르는 기자는 최신 연구라며 '혈당 너무 낮추면 손해'라는 제목으로 다음과 같은 기사를 내보냈다.

당뇨 환자의 혈당을 정상인 수준까지 낮췄더니 합병증은 감소하지 않고 오히려 사망이 증가한다는 연구가 발표돼 의학계의 비상한 관심을 끌고 있다. 혈당 관리의 중요성을 역설하던 전문가들이 크게 당황하고 있다.

세계적인 의학저널《뉴잉글랜드저널오브메디슨》최신호에 게재된 두 개의 연구는 심장질환 위험이 높은 당뇨 환자의 당화혈색소HbA1c 수치를 정상인 수준까지 낮추고 그 결과를 분석했다. 당화혈색소는 환자의 혈당을 알기 위해 측정하며 이 수치가 심근경색, 뇌졸중 등 심장질환과 분명한 연관이 있다고 알려져 있다. 정상인의 당화혈색소 수치는 5~6%이며 당뇨환자의 경우 7% 이하로 관리하도록 각종 지침을 정하고 있다.

ACCORD란 이름의 연구에서 연구자들은 당뇨 환자의 당화혈색소를 7.5% 수준으로 낮춘 '표준 전략'과 6.4%까지 낮춘 '공격적 전략'을 비교했다. 연구 결과, 공격적 전략을 받은 당뇨 환자에서 사망 발생이 더 많았다. 그 외 심장질환 발생에는 두 그룹 간 차이가 없었다.

동시에 발표된 ADVANCE 연구도 마찬가지 결과였다. 공격적 전략은 심근경색이나 뇌졸중 등 모세혈관 합병증 예방에 효과를 보이지 못했다. 사망률도 두 그룹 간 다르지 않았다. 다만 당뇨병성 신증의 발생이 적어

주요 미세혈관 합병증은 공격적 전략에서 이익이 관찰됐다.

각 연구는 독립적으로 시행된 것이며 ACCORD 연구는 1년여 진행되다가 공격적 전략에 이익이 없다는 것이 분명해지면서 조기 중단됐다. ADVANCE 연구는 사용된 약물이 ACCORD와 다소 다르지만 기본적인 골격은 유사하며 5년간 진행됐다. 두 연구를 종합하면 당화혈색소를 공격적으로 낮추면 미세혈관 합병증 예방에는 이익이 있으나 모세혈관 합병증, 즉 심근경색이나 뇌졸중 등 질병 및 사망 감소에는 이익이 없다는 것이다.

이에 대해 전문가들은 공격적 전략이 저혈당과 체중 증가를 유발해 전체적인 이익을 보이지 못한 것 아니냐는 분석을 내놓고 있다. 저널에 함께 실린 사설에서 로버트 들루히 당뇨전문의는 "이런 환자들에게는 저혈당 위험이 낮은 전략으로 접근할 필요가 있다"는 의견을 보였다. 실제 ACCORD 연구에서는 저혈당 위험이 높은 인슐린과 설포닐우레아 계열 약물의 병용요법이 흔히 쓰였다. 또 아반디아와 같은 치아졸리딘디온 계열 약물의 사용도 눈에 띄게 많았다. 그는 "이번 연구가 혈당 조절의 중요성 자체를 훼손하는 것은 아니다"며 "기존 전략대로 당화혈색소를 7%로 유지해야 한다"고 말했다. 윌리암 세팔루 전문의도 사설을 통해 "ACCORD 연구에서 체중이 10kg나 증가한 사람이 27%나 됐던 것이 문제가 아닐까" 하는 의견을 냈다.

오로지 당화혈색소를 통한 혈당 수치만을 관찰한 두 연구는 혈당을 조절하는 종합적인 방법과 인슐린 요구량이 건강에 미치는 영향에 대해 간과하고, 마치 혈당을 정상 범위로 낮추는 것이 조기 사망의 원인처럼 들리는 듯한 성급한 결론을 내리고 있다. 문제의 본질은 혈당 수준에 있지 않다. 연구 발표 후에 전문가들이 조심스럽게 분석하는 체중 증가나 약의 종류에 한정된 것도 아니다. 문제의 본질은 혈당을 유지하기 위한 방법에 있다. 따라서 문제의 본질 속에는 혈당을 유지하는 과정에 인슐린 요구량이 얼마나 되느냐 하는 점도 포함된다. 혈당을 낮추기 위해 음식 관리를 하지 않고, 운동을 하지 않은 채 복용약이나 인슐린 주사에 주로 의지하면 인슐린 요구량이 늘어나 체중은 증가하고 합병증의 발병 확률이 높아질 수밖에 없는 것이다.

혈당에 이상이 있고 그것이 약을 써야 할 정도라면 당연히 약물요법이 시행되어야 한다. 그러나 혈당을 조절하기 위해 약에만 의존해서는 건강을 유지할 수 없다. 반드시 음식 관리, 운동, 심리적인 안정이 병행되어야만 한다. 그래야만 인슐린 요구량을 최소한으로 줄일 수 있고 호르몬들 사이에 균형을 이루기가 쉬워진다. 그런데 손쉬운 방법이라 해서 약물에 의존하는 정도가 커지면 커질수록 건강을 지키는 길은 요원하다. 마찬가지로 많은 질병을 관리하고 건강을 지키기 위해서는 이와 같은 방법에 따르는 것이 가장 이상적이다.

증상이 나타나기 전에 존재하는 원인을 다스리는 것이야말로 건강을 지키는 가장 현명하고도 근본적인 길이다.

고대의 의서 《황제내경黃帝內經》 소문편素問篇, 사기조신대론편四氣調神大論篇에 보면, 병이 나기 전에 예방하고 난이 일어나기 전에 대비하는 것과 난이 일어난 후에야 평정하고 목이 마른 다음에 우물을 파는 것에 대한 이야기가 있다.

그러므로 성인은 병이 난 다음에 치료하는 것이 아니라 병이 생기기 전부터 다스린다. 이것은 난이 일어난 후에야 평정하는 것이 아니라 난이 일어나기 전에 미리 조치를 취하는 것과 같다. 대체로 병이 난 다음에 치료를 하고, 난이 일어난 후에야 평정하려고 하는 것은 비유하자면, 목이 마른 다음에 우물을 파고, 전투가 벌어진 다음에 무기를 만드는 격이다. 이렇게 한다면 너무 늦지 않은가.

是故聖人不治已病治未病. 不治已亂治未亂, 此之謂也. 夫病已成而後藥之, 亂已成而後治之, 譬猶渴而穿井, 鬪而鑄兵. 不亦晚乎.

　의학의 목표가 단순히 치료, 또는 무병장수하는 삶이 아니라 인간 자체의 완성이라는 사실을 알려주는《황제내경》, 이 고대 동양의 의학서에 담긴 생명에 대한 통찰과 혜안은 시대를 초월해 우리에게 시사하는 바가 매우 크다.

　원인을 바로잡으려 하지 않고 약으로 증상만 완화하려는 것, 인슐린을 다스리지 못하고 혈당만 잡으려고 하는 것은《황제내경》에서 말하는 "난이 일어난 후에야 평정하려는 것, 목이 마른 다음에야 우물을 파는 것"과 다를 바가 없다.

　병의 증상이 나타나기 전에 다스린다(치미병治未病)는 것이 결코 쉬운 일은 아니다. 그렇다고 성인이나 위대한 사람만 할 수 있는 일도 아니다. 평범하기 그지없는 우리도 생활 속에서 실천이 가능하다.《황제내경》에서 말하는 '치미병治未病'이란 다름이 아니라 건강한 사람은 건전한 생활, 균형 잡힌 생활로 사전에 질병을 '예방'하는 것을 말하고, 병이 생긴 사람은 증상에 집착하는 대신 근본적인 병의 원인에 초점을 맞춰 건강을 관리해야 함을 말한다.

　이 책에서 주로 당뇨병을 중심으로 건강과 질병 문제를 다루면서 줄곧 해온 얘기다. '치미병治未病'은 질병이 생기기 전에 인슐린이 많이 필요한 환경을 만들지 말자는 뜻이다. 인슐린의 요구량이 늘어나 호르몬 불균형, 자율신경 불균형 상태를 만들지 말라는 말이다. 이미 당뇨병을 비롯한 대사증후군 진단을 받은 경우에도 마찬가지로 각종 합병증을 두려워하기보다 인슐린을 소중히 다뤄서 건강을 누리자는 뜻이다.

　인슐린 분비 기능이 남아 있는 사람은 남아 있는 기능이 오래 보전될 수 있도록 음식 관리와 운동으로 인슐린의 역할을 분담하거나 최소한의 인슐린 주사 투여로 모자라는 인슐린을 보충해줌으로써 호르몬 균형을 이루어야 한다. 인슐린 분비 기능이 상실된 사람은 인슐린 주사의 특성을 완전하게 이해해서 인슐린 주사를 생체리듬에 맞게 사용함으로써 건강한 삶을 누릴 수 있다.

자신에 대한 믿음

행복한 사람도 때로 슬플 때가 있고, 깨달은 사람도 화를 낼 때가 있으며, 건강한 사람도 아플 때가 있다. 마찬가지로 슬픔에 잠겨 있던 사람도 행복한 순간이 있고, 무지한 사람도 기쁨을 선사할 때가 있으며, 병이 있는 사람도 누구보다 좋은 몸 상태와 체력을 지닐 수 있다.

건강하다는 것은 병이 없는 상태가 아니다. 크든 작든 누구나 적어도 한 가지쯤은 병을 갖고 있거나 갖게 된다. 어떤 질병에 대한 진단이 내려지지 않았다고 해서 건강하다는 것은 아니다. 병이 없는 사람들 가운데도 비실거리고 여기저기 아프고 체력이 형편없는 사람이 많다. 병이 없다면서도 아집과 편견 속에 갇혀 있거나 남에 대한 비방을 일삼고 분노 속에 살아가는 사람도 있다. 이런 사람들은 이미 자율신경과 호르몬의 균형이 깨져 있을 가능성이 높고, 머지않아 신체 증상으로 병이 드러나게 된다. 자율신경의 균형이 마음가짐에 달려 있기 때문이다. 몸과 마음이 균형을 잃은 상태가 바로 병든 상태다.

병에 대한 진단을 받은 사람들의 경우도 이와 마찬가지다. 병을 가지고 있으면서 진짜 병든 사람도 있고 건강한 사람도 있다. 당뇨병이 있다고 해서, 심장병이 있다고 해서, 고혈압이 있다고 해서 건강하지 않은 것이 아니다. 예를 들어, 프롤로그에서 '인슐린 분비 기능을 위협하는 환경으로부터 자신을 지키려는 노력을 기울인다면 이미 당뇨병을 진단 받은 사람일지라도 건강한 사람'이라고 말한 것처럼 자신이 자기 몸의 주인이 되어 위협적인 조건을 극복하려 한다면 그 과정에서 전체적인 조화와 균형을 이룰 가능성이 높아진다. 인슐린이라는 호르몬의 기능을 위협하는 환경에서 자신을 온전히 지키기 위해서는 규칙적인 생활, 균형 잡힌 관리, 평화로운 마음을 위한 타인과의 공감 능력 등이 반드시 필요하기 때문이다.

진정한 건강은 신체와 정신이 균형 잡히고 조화된 상태다. 균형과 조화는 '지금 여기'에서만 가능하다. 지금 가능하다는 것은 현재에 충실해야 함을 말하고, 여기에서 가능하다는 것은 자신으로부터 출발해야 함을 뜻한다.

미래에 사로잡혀 있는 사람들은 현재를 놓치기 쉽다. 어떤 병이 생기고 나면 그것이 특히 만성질환일 때 사람들은 완치의 그날을 학수고대한다. 우리에게 희망은 매우 중요하지만 지금 할 수 있는 노력이 빠진 미래에 대한 기대는 현재를 더욱 불행하게 만든다. 때문에 완치의 그날만을 바라는 마음이 크면 클수록 현재를 놓칠 가능성이 크다. 만약 당뇨병이 완치되면 그다음은? 심장병이 완치되면 그다음은? 물론 질병이 사라지는 것은 하나의 괴로움을 더는 것이어서 좋은 일이다. 그러나 전과 똑같은 생활이 반복된다면 같은 병이 재발하거나 또 다른 병이 발생한다. 그렇게 바라던 대학교에 가고 나면? 좋은 직장을 얻고 나면? 그다음은? 무언가를 이루는 것이 부질없다는 뜻이 아니라 하루하루를 어떻게 꾸려가느냐가 중요하지 않을까?

과거에서 헤어나오지 못하는 사람들에게는 희망이 없다. 과거에 대한 원망과 질책이 너무 크거나 완치가 안 된다고 좌절하는 사람들은 과거에 묶여 있는 사람들이다. 이들은 희망이 없기 때문에 노력하지 않고, 약간의 노력조차도 중노동처럼 괴로워한다.

현재에 충실한 것처럼 보이는 사람도 있다. 입만 즐거우려고 몸을 망치는 사람이 한 부류요, 열심히 자기 병의 증상만 잡으려다 현재의 풍요로운 삶을 즐기지 못하는 사람이 또 한 부류다. 현재의 삶을 놓치는 사람들은 더 큰 가치에 대해 간과하거나 자신의 병만 고칠 수 있다면 이기적이어도 상관없다고 여기는 사람들이다. 만약 다른 많은 것들이 희생되고 자기 병의 증상만 나아진다면 그것이 우리 삶에 얼마만큼의 가치가 있을까.

진짜 현재를 살아갈 수 있는 사람은 뚜렷한 목표를 가지고 있으면서 그 목표를 이루는 과정을 즐기는 사람이다. 목표가 있고 이를 위해 열심히 사는 사람은 현재를 누리기 힘들지만, 목표를 이루는 과정을 즐기는 사람은 현재를 충분히 누릴 수 있다.

목표는 이루고 또 새로 설정할 수 있지만 좀더 원대한 것이 좋다. 예를 들어, 질병 치료를 목표로 삼으면 인생 전체가 병과 싸워야 하는 과정이 될 수 있지만 자신의 재능을 살리거나 많은 사람의 행복을 위한 어떤 일을 목표로 삼으면 병은 그 목표를 이루기 위해 기본적으로 당연히 관리해야 하는 부분이 될 수 있다.

특히 병을 극복하고자 한다면 자신에 대하여, 생명에 대하여 확고한 믿음을 가져야 한다. 이 믿음이 근거가 있고 확실해지려면 여기에는 어느 정도 앎이 필요하다. 건강염려증을 예로 들어보자. 이 또한 병이다. 건강염려증은 성격적인 면도 있겠지만 병에 대해서 모르기 때문에 생긴다. 병을 모른다는 것은 곧 자신에 대해서 모른다는 것과 같다. 몸에 대해 귀 기울이면 마음에도 귀 기울일 수 있고 '자신'을 전체적으로 바라볼 수 있다. 이때부터 비로소 건강할 수 있다.

자신을 환자 취급하는 것은 소모적이다. 굳이 아프다는 것을 강조해서 주위로부터 관심을 얻을 수는 있겠지만 잃는 것이 더 많다. 병에 대해 알고 대처하는 방법을 익히고 자신을 알면 더 이상 환자가 아니다. 체념하고 환자로 살아가기를 고집하기보다 스스로 극복할 수 있는 능력이 있음을 발견하는 자세가 필요하다.

우리 안에는 분명히 질병을 극복할 능력이 있다. 장구한 역사를 거쳐 진화한 유전자는 그렇게 약하지 않다. 자신의 능력을 발견하고 깨우면 그 능력을 점점 더 퍼 올리고 싶어질 것이다. 그러기 위해서는 일종의 마중물이 필요하다. 그것은 최소한 스스로 실천할 수 있는 노력이다. 병이 생기고 나면 많은 것에 대한 원망이 싹틀 수도 있다. 어쩌면 자신에 대한 책임감보다 다른 사람에게 책임을 돌리면서 살다가 병이 생기는 경우도 있을 것이다.

칼 융Carl Gustav Jung은 이렇게 말한다. "만약 사람들이 개개인을 개선시킬 수 있다면 전체를 개선할 수 있는 기초도 만들 수 있다. 백만 개의 0이 모여도 결코 1이 되지 않는다. 그래서 나는 세계의 보다 나은 의사소통은 개개인으로부터 나오고, 개인들에 의해 성취될 수 있다는 견해를 가지고 있다."

그렇다. 백만 개의 0이 모여도 결코 1이 되지 않는다. 아무리 남을 바꾸려고 해도 그것은 불가능한 일이다. 자신에게 병이 생겼다고 해서 아무리 남을 원망하고 세상 탓을 해도 바뀌는 것은 없다. 자신을 바꾸는 일, 우리가 실제로 할 수 있는 것은 그것뿐이다. 그렇다면 적어도 1은 만들 수 있지 않은가. 나 자신에 대한 노력으로 내가 바뀌면 건강도 얻을 수 있고, 그것을 기초로 세상에도 기여할 수 있다.

병에 걸린 보람이 있으려면 먼저 병으로부터 무엇을 얻을 수 있는지 찾아야 한다. 병에서 얻을 수 있는 소득은 분명 더 강한 자신을 위한 밑거름이 될 것이다. 그때 우리를 찾아왔던 병은 더 이상 고통이 아니라 선물이고 기회가 될 것이다. 자신을 믿어라. "하늘은 스스로 돕는 자를 돕는다"는 격언은 진실이다. 자신을 믿고 실행한 만큼 하늘은 건강과 행복을 선물로 보내줄 것이다.

나폴레옹Napoléon은 일찍이 "불행은 내가 소홀히 보낸 시간이 나에게

가하는 복수"라는 명언을 남겼다. 나폴레옹이 정의한 불행과 마찬가지로 생활습관과 관련된 많은 종류의 질환은 대부분 자신이 생활해온 결과다. 이제 이를 뒤집어 생각해보자. 건강과 행복은 내가 충실히 보낸 시간이 나에게 주는 선물이다.

인슐린
건강학

2판 1쇄 인쇄 2018년 4월 18일
2판 1쇄 발행 2018년 4월 26일

지은이 진철
감수 천희두 · 유형준

발행인 양원석
본부장 김순미
편집장 김건희
디자인 RHK 디자인연구소 지현정, 김미선
해외저작권 황지현
제작 문태일
영업마케팅 최창규, 김용환, 정주호, 양정길, 신우섭, 이규진, 김보영, 임도진, 김양석, 우정아

펴낸 곳 ㈜알에이치코리아
주소 서울시 금천구 가산디지털2로 53, 20층 (가산동, 한라시그마밸리)
편집문의 02-6443-8902   **구입문의** 02-6443-8838
홈페이지 http://rhk.co.kr
등록 2004년 1월 15일 제2-3726호

ⓒ진철, 2017
Printed in Seoul, Korea

ISBN 978-89-255-6239-1 (13510)

※ 이 책은 ㈜알에이치코리아가 저작권자와의 계약에 따라 발행한 것이므로
   본사의 서면 허락 없이는 어떠한 형태나 수단으로도 이 책의 내용을 이용하지 못합니다.
※ 잘못된 책은 구입하신 서점에서 바꾸어 드립니다.
※ 책값은 뒤표지에 있습니다.